# 北京市2022年度体检统计报告

## 2022 Statistical Report of Physical Examination in Beijing

北京市体检质量控制和改进中心
北京市体检中心
首都医科大学公共卫生学院    组编
中国人民大学统计学院

科学出版社

北 京

# 内 容 简 介

本报告是在北京市 2022 年度健康体检和专项体检的基础上，汇总了 117 家承担专项体检工作和 203 家承担健康体检工作的医疗机构的数据，对体检过程中查出的前十位重大异常指标进行分析，并收集异常指标的 5 年连续数据，组织专家进行科学分析，结合相关领域学科研究成果提出针对性的预防措施，对促进北京市体检行业的健康发展，以及促进首都居民健康水平的提高起到积极作用。

本报告可供健康管理、流行病学、慢病管理与防控领域的读者参考阅读。

**图书在版编目（CIP）数据**

北京市 2022 年度体检统计报告 / 北京市体检质量控制和改进中心等组编. —北京：科学出版社，2024.3
　ISBN 978-7-03-078105-5

　Ⅰ. ①北…　Ⅱ. ①北…　Ⅲ. ①体格检查–研究报告–北京–2022
Ⅳ. ①R194.3

中国国家版本馆 CIP 数据核字（2024）第 044511 号

责任编辑：马晓伟 / 责任校对：张小霞
责任印制：肖　兴 / 封面设计：吴朝洪

科学出版社 出版
北京东黄城根北街 16 号
邮政编码：100717
http://www.sciencep.com
北京中科印刷有限公司印刷
科学出版社发行　各地新华书店经销

*

2024 年 3 月第　一　版　　开本：880×1230　1/16
2024 年 3 月第一次印刷　　印张：5 3/4
字数：180 000

定价：47.00 元
（如有印装质量问题，我社负责调换）

# 编 委 会

# 前　言

　　进入 21 世纪，学术界对于医学目的的反思逐渐形成共识，那就是医学应该以人类健康为主要研究方向而不是单纯针对疾病。国内外大量研究表明，慢性疾病是可以预防和控制的。控制慢性疾病的措施，如体检中重大异常指标的检出、健康教育、生活方式的改善等，是做好慢性疾病控制的基础。疾病预防的成功得益于政府相关部门的引导和支持、医疗卫生人员的广泛参与，以及社会广大群众的自觉行动，三者同样重要。

　　作为北京市体检质量控制和改进中心的主任委员单位，北京市体检中心在做好行业质控工作的基础上，一直关注首都居民的健康状况，组织相关专家编写了《北京市 2022 年度体检统计报告》，为健康北京服务。本报告汇总了 2022 年度北京市 117 家承担专项体检工作和 203 家承担健康体检工作的医疗机构的相关数据，通过统计汇总，以体检过程中所查出的前十位重大异常指标为重点，并收集异常指标的 5 年连续数据，组织专家进行了科学分析，结合相关领域学科研究成果提出了针对性的预防措施。本报告将会对促进北京市体检行业的健康发展，以及促进首都居民健康水平的提高起到积极作用。

　　本报告的顺利完成有赖于全市有关体检医疗机构的支持，以及全体编写人员的共同努力，在此表示衷心的感谢！

北京市体检质量控制和改进中心

北京市体检中心

2023 年 10 月

# 目　　录

# 第一章
# 概　述

# 一、健康体检

## （一）概念

2009 年，卫生部发布的《健康体检管理暂行规定》指出"健康体检是通过医学手段和方法对受检者进行身体检查，了解受检者健康状况、早期发现疾病线索和健康隐患的诊疗行为"。规定中对健康体检基本诊疗科目进行规范，规定至少包括内科、外科、妇产科、眼科、耳鼻咽喉科、口腔科、医学影像科和医学检验科。

2010 年，北京市卫生局制定《北京市健康体检管理办法》并发布《北京市卫生局关于对北京市医疗机构健康体检进行审核登记的通知》，规定须由"北京市卫生局委托北京市体检质量控制和改进中心组织相关专家，协助各级卫生行政部门对北京市申请开展健康体检的医疗机构进行现场审核，审核合格的医疗机构，到准予登记注册的卫生行政部门办理健康体检的登记手续"。开展健康体检的医疗机构须在场地、人员、科室等方面符合相关技术要求，并在卫生行政部门进行登记。卫生行政部门对于公立和社会办医疗机构按照同等的技术管理标准进行准入管理。根据此通知进行审核登记的医疗机构具有开展健康体检的资质，列入本报告健康体检部分的统计范围。

## （二）总体情况

截至 2022 年底，北京市具有开展健康体检资质的医疗机构（以下简称"健康体检机构"）共 284 家。健康体检机构中，公立医疗机构 147 家（占 51.76%），其中三级医院 63 家，二级医院 45 家，一级医院 7 家，未评级机构 1 家，门诊部和诊所 8 家，妇幼保健院 8 家，社区卫生服务中心 14 家，其他机构 1 家；社会办医疗机构 137 家（占 48.24%），其中三级医院 2 家，二级医院 13 家，一级医院 20 家，未评级机构 4 家，门诊部和诊所 97 家，其他机构 1 家。按照行政区域划分，城六区（即北京市东城区、西城区、朝阳区、海淀区、丰台区和石景山区）共 205 家，其他区共 79 家。近年来，在国家鼓励社会办医和健康服务业发展的政策支持下，健康体检行业迅速发展。

为加强健康体检行业管理，北京市卫生健康委员会（以下简称"市卫生健康委"）成立了北京市体检质量控制和改进中心，建立健康体检行业专家委员会，每年组织开展质控管理、规范修订、飞行检查、专业培训、数据统计分析等工作，逐步形成了一套较为成熟的专业质控管理体系。出台《北京市医疗机构健康体检质量管理与控制指标（2015 版）》，明确了质控要点，强化了质量监管，对存在问题的健康体检机构实施重点监督、限时整改，对整改后仍无法满足《北京市健康体检管理办法》基本要求的机构，取消其健康体检资质，形成了"准入—监管—退出"的闭环管理机制。每年发布健康体检行业报告，指导行业健康发展、为百姓健康体检提供指引。同时，充分发挥行业协会自律管理职能，支持北京医学会健康管理学分会和北京健康管理协会工作，充分发挥其熟悉业务、贴近行业的优势，开展健康体检与管理学术研究，积极倡导依法执业，加强行业自律监督。

为规范北京市健康体检行业发展，国家卫生健康委员会先后印发《健康体检管理暂行规定》《健康体检中心管理规范（试行）》《健康体检中心基本标准（试行）》《关于进一步加强健康体检机构管理促进健康体检行业规范有序发展的通知》，进一步规范健康体检中心工作职责。市卫生健康委按照相关规定制定了一系列相关行业规范和管理性文件。在《健康体检管理暂行规定》的基础上，制定了《北京市健康体检管理办法》，对本市医疗机构实施健康体检的执业条件、执业规则、监督管理等要求进行了细化规定；并根据行业管理需求，相继制定《北京市健康体检报告基本规范（试行）》《北京市卫生和计划生育委员会关于进一步加强健康体检管理工作的通知》《北京市卫生局关于加强体检信息平台应用和管理工作的通知》等指导性文件，从质控要点、体检报告、信息化管理等方面对北京市健康体检工作进行规范。同时，积极以标准建设促质量发展，相继制定《健康体检体征数据元规范》（DB11/T 1238—2015）和《健康体检服务规范》（DB11/T 1496—2017）两项地方标准，并进行了全市宣贯，取得了良好效果。

为加强健康体检从业人员管理，市卫生健康委制定下发《北京市卫生局关于北京市健康体检主检医师培训考核工作的通知》，建立健康体检主检医师管理制度，明确要求开展健康体检工作的主检医师每 2 年必须接受 1 次培训，培训的主要内容包括行业相关法律法规、部门规章和规范性文件、主检医师业务工作技能要求等。北京市体检质量控制和改进中心、北京医学会健康管理学分会和北京健康管理协会每年从不同角度举办各类培训和行业交流，促进健康体检从业人员执业能力的提升。

## （三）信息化建设及数据来源

在市卫生健康委的领导下，北京市先后建立"体检信息平台"、"专项体检信息系统"、"健康体检数据采集与综合管理系统"和"移动体检质控信息系统"，并将各系统逐步整合到"北京市体检质控综合管理平台"，逐步通过信息化手段，提高体检行业智能化管理和服务能力。

本报告中的健康体检医疗机构情况、人力资源情况、医疗设备情况等数据，均来自健康体检机构申报和变更备案系统，根据《北京市健康体检管理办法》的准入原则，设计线上申报审核流程，实现机构电子化信息采集及实时变更备案。通过该系统掌握体检机构基本资源情况，为质控和信息采集奠定基础。

本报告中的健康体检工作量及体检异常体征数据，来自"体检信息平台—体检统计子系统"和"健康体检数据采集与综合管理系统"，其中 179 家机构通过"体检信息平台—体检统计子系统"以统计报表在线报送的方式，采集"健康体检阳性记录统计表（男/女）"（京卫体 G1-15-1 表、京卫体 G1-15-2 表）指标并纳入统计；13 家机构通过"健康体检数据采集与综合管理系统"直接以健康体检个案信息上报数据后汇总纳入统计。

# 二、专项体检

## （一）概念

专项体检是由相关行业主管部门会同卫生行政部门制定政策、统一管理的特殊类型的体检，通常是为了完成学业或岗位的身体条件适应性考察而为特定人群设定的，其特点是有明确的体检标准及办法、有规定的体检项目和体检表、有统一的体检结论判定规则。目前北京市开展的专项体检主要涉及征兵体检、高招体检、中招体检、公务员录用体检、机动车驾驶员体检、教师资格认定体检和药品从业人员体检、残疾人机动轮椅车驾驶员体检等，医疗机构根据《北京市体检工作管理办法》（京卫医字〔1999〕43 号）等文件的规定开展相关工作。

## （二）总体情况

### 1. 政策依据

北京市开展专项体检工作的政策法规依据见表 1-1。

表 1-1 各专项体检开展依据

| 专项体检类别 | 开展依据 |
| --- | --- |
| 高招体检 | 北京市高等学校招生委员会、北京市卫生局《关于印发〈北京市普通高等学校、中等专业学校招生体检实施细则〉的通知》(京高招委字〔1998〕007号) |
| 中招体检 | 北京市中等学校招生工作委员会、北京市卫生局关于下发《北京市高级中等学校招生体检工作实施细则》的通知(京中招委字〔1999〕003号) |
| 机动车驾驶员体检 | 中华人民共和国公安部令第162号 |
| 公务员录用体检 | 人事部、卫生部关于印发《公务员录用体检通用标准(试行)》的通知(国人部发〔2005〕1号),人力资源和社会保障部、卫生部、国家公务员局《关于印发公务员录用体检特殊标准(试行)的通知》(人社部发〔2010〕82号),《人力资源社会保障部 国家卫生计生委 国家公务员局关于修订《公务员录用体检通用标准(试行)》及《公务员录用体检操作手册(试行)》有关内容的通知》(人社部发〔2016〕140号),北京市人力资源和社会保障局、北京市卫生局《关于指定北京市行政机关公务员录用体检机构的通知》(京人社录发〔2011〕327号) |
| 教师资格认定体检 | 北京市教育委员会、北京市卫生局关于印发《北京市教师资格认定体格检查工作实施细则》的通知(京教人〔2001〕49号) |
| 药品从业人员体检 | 北京市卫生局《关于公布第一批北京市从药人员体检医院名单的通知》(京卫医字〔1999〕68号) |
| 残疾人机动轮椅车驾驶员体检 | 北京市公安局、北京市卫生局《关于办理残疾人机动轮椅车牌证身体检查的通告》(〔2004〕第18号) |

注:因相关政策要求,北京市征兵体检相关资料不包含在本报告中。

## 2. 组织管理

北京市卫生健康委员会负责全市体检工作的组织领导,各区卫生健康委员会负责本行政区域内体检工作的管理。受市卫生健康委委派,北京市体检中心负责全市专项体检工作的业务指导与管理,工作涉及:制修订各类体检标准;对从事专项体检的医疗机构进行资格审查;对有争议的体检结果进行会诊或鉴定;依据相关政策文件对全市专项体检工作实施标准操作程序(SOP)管理;依据年度计划组织实施培训,开展质量检查,对上报数据进行筛查审核等。各指定医疗机构须按照所承担的专项体检任务类别,落实主体责任,强化组织管理,严格执行体检标准,规范体检操作。按照谁体检、谁签字、谁负责的原则,落实岗位责任制,防止工作疏漏,保证体检质量。

专项体检所涵盖的公务员录用体检、征兵体检、教师资格认定体检、院校招生体检、机动车驾驶员体检等类别,都具有一定的筛选属性,体检结论直接关系受检者切身利益,社会高度关注,对体检质量的要求较健康体检更高。为保证体检质量,北京市体检中心要求各指定医疗机构精选体检队伍,注意人员新、老搭配,重点岗位须由高年资有经验的医师承担。严格落实医疗质量控制要求,扎实做好各项工作,保证体检流程环环相扣。要求各指定医疗机构组织相关人员认真参加全市统一培训和考核,熟练掌握操作规程;医务人员熟悉体检标准,体检操作规范;各级医师尤其是主检医师认真审核体检发现的重要阳性体征,确保结论准确无误。为促进全市专项体检工作水平的提高,北京市体检中心定期组织专家对各指定医疗机构开展"飞行检查",督促机构及时改进存在的不足,总结有益经验进行推广。

## (三)信息化建设及数据来源

### 1. 政策依据

在市卫生健康委领导下,围绕各类专项体检的不同需求,开展体检管理信息系统建设并逐步推广应用。相关政策法规依据见表1-2。

表 1-2 专项体检信息化建设开展依据

| 文件名称 | 文号 |
| --- | --- |
| 《北京市卫生局关于加强医疗机构体检统计工作的通知》 | 京卫医字〔2010〕100号 |
| 《北京市卫生局关于加强体检信息平台应用和管理工作的通知》 | 京卫医字〔2011〕217号 |
| 《北京市卫生局关于进一步加强公务员录用体检管理工作的通知》 | 京卫医字〔2012〕37号 |

## 2. 组织管理

截至 2022 年，北京市已建成并在全市范围内推广使用以下 7 项专项系统：全国征兵体检信息化管理系统、北京市高招体检管理信息系统、北京市中招体检管理信息系统、北京市体检信息平台中包含的北京市公务员录用体检信息系统、北京市机动车驾驶员体检信息系统、北京市药品从业人员体检信息系统和北京市教师资格认定体检信息系统。其中，全市承担高招体检、中招体检、征兵体检的指定机构，已全面使用相应系统进行个案信息数据采集。这些系统采用了标准化体征词条，为后期统计分析体检数据奠定了良好基础。

每年在市卫生健康委的领导下，全市召开信息化业务培训会，规范培训信息化系统使用及数据统计上报要求。全市各指定机构按要求开展体检并进行数据采集，最终数据汇总到全市各专项体检数据库中。

## 3. 数据质控

北京市体检中心每年对全市专项体检数据开展质量控制。其中，全市高招体检和中招体检数据，要经过计算机自动筛查、人工专业审核及网上公示确认等途径确保准确性；对机动车驾驶员等的体检数据，通过大数据统计分析发现偏离，并对相关机构进行反馈；对各指定医疗机构的实验室检查结果，通过加强室内质控、室间质评及全市实验室盲样检查等方式对数据准确性和一致性进行确认。

招生体检数据的筛查和校对是确保高招、中招体检工作质量的重要步骤。在各区高招、中招体检结束后，北京市体检中心要求各体检机构及时上传数据，通过系统后台逻辑判断，筛选出明显存疑或错误的数据交由专业人员进行审核，并与相关体检机构沟通进行更正。

2022 年全市高招体检学生 53 830 人，修改更正数据涉及 482 人，占比 0.90%。2022 年北京市各医疗机构高招体检数据更正情况见表 1-3（各序号对应的医疗机构名称见附录二，以下同）。

表 1-3　2022 年北京市各医疗机构高招体检数据更正率

| 机构序号 | 体检人数/人 | 更正人数/人 | 更正率/% |
|---|---|---|---|
| 全市 | 53 830 | 482 | 0.90 |
| 1 | 2 414 | 9 | 0.37 |
| 2 | 3 191 | 12 | 0.38 |
| 3 | 1 730 | 39 | 2.25 |
| 4 | 2 687 | 19 | 0.71 |
| 5 | 1 556 | 22 | 1.41 |
| 6 | 5 349 | 5 | 0.09 |
| 7 | 7 282 | 3 | 0.04 |
| 8 | 4 622 | 2 | 0.04 |
| 9 | 2 999 | 214 | 7.14 |
| 10 | 1 510 | 9 | 0.60 |
| 11 | 227 | 0 | 0.00 |
| 12 | 982 | 6 | 0.61 |
| 13 | 1 107 | 4 | 0.36 |
| 14 | 1 441 | 34 | 2.36 |
| 15 | 352 | 5 | 1.42 |
| 16 | 2 815 | 1 | 0.04 |
| 17 | 3 140 | 24 | 0.76 |
| 18 | 2 311 | 16 | 0.69 |
| 19 | 1 987 | 18 | 0.91 |
| 20 | 1 350 | 1 | 0.07 |
| 21 | 1 481 | 6 | 0.41 |
| 22 | 2 079 | 25 | 1.20 |
| 23 | 1 218 | 8 | 0.66 |

2022年全市中招体检学生100 799人,体检数据筛查发现并修改更正数据涉及206人,更正率为0.20%。2022年北京市各医疗机构中招体检数据更正情况见表1-4。

表1-4　2022年北京市各医疗机构中招体检数据更正率

| 序号 | 体检人数/人 | 更正人数/人 | 更正率/% |
| --- | --- | --- | --- |
| 全市 | 100 799 | 206 | 0.20 |
| 1 | 7 805 | 1 | 0.01 |
| 2 | 11 503 | 26 | 0.23 |
| 3 | 12 481 | 10 | 0.08 |
| 4 | 21 658 | 9 | 0.04 |
| 5 | 6 653 | 40 | 0.60 |
| 6 | 2 176 | 1 | 0.05 |
| 7 | 250 | 1 | 0.40 |
| 8 | 1 378 | 66 | 4.79 |
| 9 | 5 342 | 1 | 0.02 |
| 10 | 510 | 7 | 1.37 |
| 11 | 6 544 | 11 | 0.17 |
| 12 | 5 419 | 1 | 0.02 |
| 13 | 4 794 | 14 | 0.29 |
| 14 | 4 864 | 3 | 0.06 |
| 15 | 2 016 | 6 | 0.30 |
| 16 | 2 384 | 2 | 0.08 |
| 17 | 3 297 | 0 | 0.00 |
| 18 | 1 725 | 7 | 0.41 |

## 4. 数据来源

本报告列出了高招体检、中招体检、机动车驾驶员体检、公务员录用体检、教师资格认定体检、药品从业人员体检和残疾人机动轮椅车驾驶员体检相关统计数据。因相关政策要求,北京市征兵体检统计资料不包含在报告中。

专项体检统计数据主要来源于两部分:根据市卫生健康委有关文件要求,高招体检和中招体检使用统一配发软件,收集体检个案信息;机动车驾驶员体检、残疾人机动轮椅车驾驶员体检、教师资格认定体检和药品从业人员体检,采用统计报表形式上报体检统计数据。公务员录用体检个案数据收集工作继续推动中。

# 第二章

# 体检服务资源

# 一、健 康 体 检

## （一）医疗机构情况

2022 年北京市开展健康体检的医疗机构为 284 家，比 2021 年增加了 14 家机构。2022 年开展健康体检的医疗机构，按机构所在区划分，其中城六区（东城区、西城区、朝阳区、海淀区、丰台区和石景山区）205 家，占机构总数的 72.18%；其他地区 79 家，占机构总数的 27.82%，机构数量排在前三位的区为朝阳区、海淀区、西城区（表 2-1）。

表 2-1　2022 年北京市各区开展健康体检医疗机构情况　　　　　　（单位：家）

| 各区 | 机构数 | 与 2021 年比较机构数变化 | 每 10 万常住人口拥有开展健康体检医疗机构数 |
|---|---|---|---|
| 合计 | 284 | 14↑ | 1.30 |
| 西城区 | 38 | 3↑ | 3.45 |
| 东城区 | 22 | 2↑ | 3.13 |
| 海淀区 | 56 | 4↑ | 1.79 |
| 石景山区 | 10 | 1↑ | 1.78 |
| 朝阳区 | 59 | 1↑ | 1.71 |
| 延庆区 | 5 | — | 1.45 |
| 密云区 | 6 | — | 1.14 |
| 丰台区 | 20 | 1↑ | 0.99 |
| 怀柔区 | 4 | — | 0.91 |
| 平谷区 | 4 | — | 0.88 |
| 门头沟区 | 3 | — | 0.76 |
| 昌平区 | 17 | 1↑ | 0.75 |
| 大兴区 | 14 | 1↑ | 0.70 |
| 房山区 | 8 | 1↓ | 0.61 |
| 顺义区 | 8 | 2↑ | 0.60 |
| 通州区 | 10 | 1↓ | 0.54 |

注：（1）按每 10 万常住人口拥有开展健康体检医疗机构数降序排列。

（2）常住人口数据来源于北京市统计局。

（3）一表示无变化。

全市 284 家开展健康体检的医疗机构，包括 155 家医院、8 家妇幼保健院、105 家门诊部和诊所、14 家社区卫生服务中心、2 家其他卫生机构（表 2-2）。医院中三级医院 74 家，占机构总数的 26.06%；二级医院 50 家，占机构总数的 17.61%；一级医院 28 家，占机构总数的 9.86%；未评级医院 3 家，占机构总数的 1.06%。

表 2-2 2022 年北京市各类、各级开展健康体检医疗机构数

| 类别、级别 | 机构数/家 |
| --- | --- |
| 合计 | 284 |
| 医院 | 155 |
| 三级 | 74 |
| 二级 | 50 |
| 一级 | 28 |
| 未评级 | 3 |
| 妇幼保健院 | 8 |
| 门诊部和诊所 | 105 |
| 社区卫生服务中心 | 14 |
| 其他卫生机构 | 2 |

全市 284 家开展健康体检的医疗机构,其中非营利性医疗机构 147 家,与 2021 年相比减少了 3 家,占机构总数的 51.76%;营利性医疗机构 137 家,与 2021 年相比增加了 17 家,占机构总数的 48.24%(图 2-1)。非营利性医疗机构数量排在前三位的区为海淀区、西城区、朝阳区;营利性医疗机构数量排在前三位的区为朝阳区、海淀区、西城区。

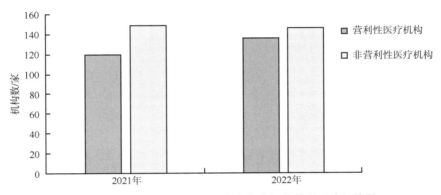

图 2-1 2021 年及 2022 年北京市各类经营性质医疗机构数

## (二)人力资源情况

2022 年北京市 274 家开展健康体检的医疗机构的人力资源数据显示,2022 年北京市从事健康体检业务人员共 14 950 人,其中卫生技术人员 12 724 人,包括执业(助理)医师、注册护士、检验技师、影像技师和其他卫生技术人员。

### 1. 按地区分布

北京市从事健康体检的卫生技术人员中,城六区卫生技术人员 9401 人,占全市总数的 73.88%,其他地区卫生技术人员 3323 人,占全市总数的 26.12%。全市从事健康体检的卫生技术人员数排在前三位的区为朝阳区、海淀区、西城区(表 2-3、图 2-2)。

表 2-3 2022 年北京市各区从事健康体检卫生技术人员情况 (单位:人)

| 各区 | 卫生技术人员数量 | 执业(助理)医师数量 | 注册护士数量 | 检验技师数量 | 影像技师数量 | 其他卫生技术人员数量 |
| --- | --- | --- | --- | --- | --- | --- |
| 合计 | 12 724 | 5 161 | 4 378 | 1 199 | 1 527 | 459 |
| 东城 | 986 | 378 | 337 | 107 | 126 | 38 |
| 西城 | 1 679 | 681 | 592 | 174 | 198 | 34 |
| 朝阳 | 2 854 | 1 059 | 1 037 | 300 | 315 | 143 |

续表

| 各区 | 卫生技术人员数量 | 执业（助理）医师数量 | 注册护士数量 | 检验技师数量 | 影像技师数量 | 其他卫生技术人员数量 |
|---|---|---|---|---|---|---|
| 丰台 | 1 029 | 415 | 417 | 54 | 108 | 35 |
| 石景山 | 340 | 160 | 107 | 32 | 37 | 4 |
| 海淀 | 2 513 | 1 071 | 813 | 224 | 298 | 107 |
| 门头沟 | 104 | 38 | 36 | 15 | 14 | 1 |
| 房山 | 454 | 210 | 124 | 49 | 62 | 9 |
| 通州 | 396 | 164 | 132 | 43 | 48 | 9 |
| 顺义 | 312 | 137 | 112 | 24 | 37 | 2 |
| 昌平 | 799 | 314 | 240 | 67 | 128 | 50 |
| 大兴 | 536 | 218 | 210 | 41 | 55 | 12 |
| 平谷 | 142 | 68 | 41 | 10 | 19 | 4 |
| 怀柔 | 126 | 47 | 41 | 12 | 22 | 4 |
| 密云 | 266 | 127 | 68 | 29 | 35 | 7 |
| 延庆 | 188 | 74 | 71 | 18 | 25 | 0 |

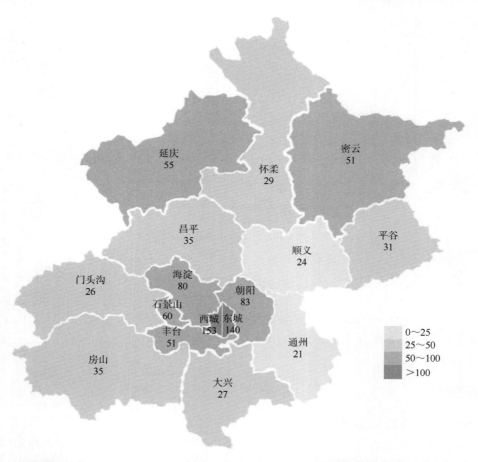

图 2-2 2022 年北京市每 10 万常住人口拥有从事健康体检的卫生技术人员分布情况

## 2. 按类别、级别分布

北京市从事健康体检的卫生技术人员中，三级医院 3536 人，占全市总数的 27.79%；二级医院 2332 人，占全市总数的 18.33%；一级医院 1122 人，占全市总数的 8.82%；未评级医院 100 人，占全市总数的 0.79%；妇幼保健院 199 人，占全市总数的 1.56%；门诊部和诊所 4106 人，占全市总数的 32.27%；社区卫生服务中心 629 人，占全市总数的 4.94%；其他卫生机构 700 人，占全市总数的 5.50%（表 2-4）。

表2-4　2022年北京市不同类别医疗机构从事健康体检的卫生技术人员构成情况

| 机构类别、级别 | 卫生技术人员数量/人 | 执业（助理）医师构成比/% | 注册护士构成比/% | 检验技师构成比/% | 影像技师构成比/% | 其他卫生技术人员构成比/% |
|---|---|---|---|---|---|---|
| 合计 | 12 724 | 40.56 | 34.41 | 9.42 | 12.00 | 3.61 |
| 医院 | 7 090 | 42.12 | 30.17 | 11.76 | 12.38 | 3.57 |
| 　三级 | 3 536 | 42.08 | 27.74 | 13.38 | 13.07 | 3.73 |
| 　二级 | 2 332 | 43.48 | 31.13 | 10.76 | 12.22 | 2.40 |
| 　一级 | 1 122 | 39.66 | 34.58 | 9.27 | 10.78 | 5.70 |
| 　未评级 | 100 | 39.00 | 44.00 | 6.00 | 10.00 | 1.00 |
| 妇幼保健院 | 199 | 42.21 | 30.65 | 11.06 | 13.57 | 2.51 |
| 门诊部和诊所 | 4 106 | 38.99 | 41.13 | 5.09 | 10.96 | 3.82 |
| 社区卫生服务中心 | 629 | 38.79 | 29.73 | 15.42 | 13.35 | 2.70 |
| 其他卫生机构 | 700 | 35.14 | 43.14 | 5.29 | 12.57 | 3.86 |

### 3. 按经营性质分布

北京市从事健康体检的卫生技术人员中非营利性医疗机构6858人，占全市总数的53.90%；营利性医疗机构5866人，占全市总数的46.10%（表2-5）。

表2-5　2022年北京市不同经营性质医疗机构从事健康体检的卫生技术人员构成情况

| 机构性质 | 卫生技术人员数量/人 | 执业（助理）医师构成比/% | 注册护士构成比/% | 检验技师构成比/% | 影像技师构成比/% | 其他卫生技术人员构成比/% |
|---|---|---|---|---|---|---|
| 合计 | 12 724 | 40.56 | 34.41 | 9.42 | 12.00 | 3.61 |
| 非营利性医疗机构 | 6 858 | 42.78 | 29.10 | 12.22 | 12.85 | 3.05 |
| 营利性医疗机构 | 5 866 | 37.96 | 40.61 | 6.15 | 11.01 | 4.26 |

# 二、专项体检

## （一）医疗机构情况

专项体检工作由相关行业主管部门会同卫生行政部门制定政策，统一管理。承接专项体检的医疗机构由市卫生健康委核定，无特殊原因不会发生变更。2022年北京市承担专项体检的医疗机构共120家（因一家医疗机构可能承担多项专项体检任务，故机构总数不等于下述各单项机构数相加总和），其中承担高招体检的医疗机构23家、中招体检18家（其中，北京市体检中心承接了朝阳区、丰台区和西城区的中小学保健所委托的中招体检任务）、机动车驾驶员体检99家、公务员体检24家、教师资格认定体检19家、药品从业人员体检19家、残疾人机动轮椅车驾驶员体检19家（表2-6）。

表2-6　2022年北京市承担专项体检的医疗机构　　（单位：家）

| 所在区（地） | 高招体检 | 中招体检 | 机动车驾驶员体检 | 公务员体检 | 教师资格认定体检 | 药品从业人员体检 | 残疾人机动轮椅车驾驶员体检 |
|---|---|---|---|---|---|---|---|
| 合计 | 23 | 18 | 99 | 24 | 19 | 19 | 19 |
| 东城 | 2 | 1 | 6 | 4 | 2 | 2 | 2 |
| 西城 | 3 | 1 | 11 | 3 | 3 | 3 | 3 |
| 朝阳 | 1 | 1 | 14 | 4 | 1 | 1 | 1 |
| 海淀 | 2 | 1 | 14 | 1 | 1 | 1 | 1 |
| 丰台 | 1 | 1 | 9 | 1 | 1 | 1 | 1 |

| 所在区（地） | 高招体检 | 中招体检 | 机动车驾驶员体检 | 公务员体检 | 教师资格认定体检 | 药品从业人员体检 | 残疾人机动轮椅车驾驶员体检 |
|---|---|---|---|---|---|---|---|
| 石景山 | 2 | 2 | 4 | 1 | 1 | 1 | 1 |
| 门头沟 | 1 | 1 | 2 | 1 | 1 | 1 | 1 |
| 房山 | 3 | 2 | 4 | 1 | 1 | 1 | 1 |
| 通州 | 1 | 1 | 4 | 1 | 1 | 1 | 1 |
| 顺义 | 1 | 1 | 5 | 1 | 1 | 1 | 1 |
| 昌平 | 1 | 1 | 8 | 1 | 1 | 1 | 1 |
| 大兴 | 1 | 1 | 5 | 1 | 1 | 1 | 1 |
| 怀柔 | 1 | 1 | 4 | 1 | 1 | 1 | 1 |
| 平谷 | 1 | 1 | 3 | 1 | 1 | 1 | 1 |
| 密云 | 1 | 1 | 3 | 1 | 1 | 1 | 1 |
| 延庆 | 1 | 1 | 3 | 1 | 1 | 1 | 1 |

## （二）人力资源情况

人力资源情况体现了医疗机构的技术水平和工作质量，可间接反映其工作状态、压力及效率情况。统计人力资源情况，可为相关医疗机构合理调配医护人员提供参考。通过汇总全市高招体检、中招体检人员登记表，能够基本掌握这两类体检指定医疗机构医护人员的变化情况。目前，其他专项人力资源情况中，对机动车驾驶员体检医师情况采取全市备案管理。随着专项体检系统与医护执业注册系统信息对接工作的推进，我们将进一步加强人力资源管理，探索人力资源管理模式的转变，争取全面覆盖。

### 1. 高招体检医护人员构成情况

按医护合计人数降序排列，北京市高招体检医护人员情况见表 2-7。

表 2-7　2022 年北京市高招体检医护人员情况　　　　　　（单位：人）

| 所在区（地） | 机构名称 | 医护人员数量 | | | | |
|---|---|---|---|---|---|---|
| | | 合计 | 高级 | 中级 | 初级 | 注册护士 |
| 合计 | | 975 | 233 | 333 | 132 | 277 |
| 海淀 | 北京中西医结合医院 | 143 | 28 | 56 | 28 | 31 |
| 西城 | 北京市体检中心 | 65 | 7 | 12 | 1 | 45 |
| 东城 | 北京市第六医院 | 62 | 16 | 17 | 1 | 28 |
| 西城 | 北京市宣武中医医院 | 55 | 16 | 20 | 15 | 4 |
| 石景山 | 北京市石景山医院 | 53 | 17 | 14 | 7 | 15 |
| 平谷 | 北京市平谷区医院 | 52 | 19 | 10 | 2 | 21 |
| 海淀 | 北京市中关村医院 | 49 | 16 | 18 | 3 | 12 |
| 朝阳 | 北京市第一中西医结合医院 | 44 | 10 | 17 | 10 | 7 |
| 河北迁安 | 首颐矿山医院 | 40 | 5 | 24 | 5 | 6 |
| 丰台 | 北京丰台医院 | 40 | 7 | 22 | 2 | 9 |
| 顺义 | 北京市中医医院顺义医院 | 40 | 9 | 15 | 10 | 6 |
| 房山 | 北京燕化医院 | 39 | 14 | 8 | 10 | 7 |
| 房山 | 北京市房山区第一医院 | 37 | 6 | 11 | 9 | 11 |
| 西城 | 北京市第二医院 | 33 | 10 | 8 | 2 | 13 |
| 密云 | 北京市密云区医院 | 31 | 7 | 10 | 7 | 7 |
| 通州 | 首都医科大学附属北京潞河医院 | 30 | 6 | 11 | 2 | 11 |

续表

| 所在区（地） | 机构名称 | 医护人员数量 | | | | |
|---|---|---|---|---|---|---|
| | | 合计 | 高级 | 中级 | 初级 | 注册护士 |
| 东城 | 北京市普仁医院 | 29 | 5 | 11 | 2 | 11 |
| 怀柔 | 北京怀柔医院 | 27 | 6 | 12 | 3 | 6 |
| 昌平 | 北京市昌平区医院 | 25 | 7 | 5 | 3 | 10 |
| 房山 | 北京市房山区良乡医院 | 23 | 3 | 10 | 5 | 5 |
| 门头沟 | 北京市门头沟区医院 | 22 | 3 | 10 | 2 | 7 |
| 大兴 | 北京市大兴区人民医院 | 20 | 8 | 8 | 2 | 2 |
| 延庆 | 北京市延庆区医院 | 16 | 8 | 4 | 1 | 3 |

## 2. 中招体检医护人员构成情况

按医护合计人数降序排列，各区中招体检医护人员情况见表2-8。

表2-8　2022年北京市中招体检医护人员情况　　　　（单位：人）

| 所在区（地） | 机构名称 | 医护人员数量 | | | | |
|---|---|---|---|---|---|---|
| | | 合计 | 高级 | 中级 | 初级 | 注册护士 |
| 合计 | | 499 | 44 | 182 | 78 | 195 |
| 朝阳* | 北京市体检中心马甸部 | 65 | 7 | 12 | 1 | 45 |
| 海淀 | 北京市海淀区体育运动与卫生健康促进中心 | 49 | 6 | 9 | 6 | 28 |
| 河北迁安 | 首颐矿山医院 | 40 | 5 | 24 | 5 | 6 |
| 通州 | 北京市通州区中小学卫生保健所 | 35 | 0 | 15 | 8 | 12 |
| 西城* | 北京市体检中心航天桥门诊部 | 34 | 2 | 12 | 0 | 20 |
| 东城 | 北京市东城区中小学卫生保健所 | 31 | 2 | 14 | 4 | 11 |
| 丰台* | 北京市体检中心丰台部 | 26 | 4 | 9 | 1 | 12 |
| 昌平 | 北京市昌平区医院 | 25 | 6 | 5 | 4 | 10 |
| 房山 | 北京市房山区燕山医院 | 25 | 2 | 4 | 9 | 10 |
| 房山 | 北京市房山区中小学卫生保健所 | 23 | 1 | 6 | 12 | 4 |
| 延庆 | 北京市延庆区中小学卫生保健站 | 21 | 2 | 11 | 3 | 5 |
| 门头沟 | 北京市门头沟区中小学卫生保健所 | 21 | 2 | 10 | 2 | 7 |
| 平谷 | 北京市平谷区中小学卫生保健所 | 20 | 3 | 7 | 2 | 8 |
| 大兴 | 北京市大兴区学生体育健康中心 | 18 | 1 | 14 | 2 | 1 |
| 石景山 | 北京市石景山区中小学卫生保健所 | 18 | 0 | 4 | 5 | 9 |
| 密云 | 北京市密云区中小学卫生保健所 | 17 | 0 | 13 | 4 | 0 |
| 顺义 | 北京市顺义区中小学卫生保健所 | 17 | 1 | 5 | 5 | 6 |
| 怀柔 | 北京市怀柔区中小学卫生保健所 | 14 | 0 | 8 | 5 | 1 |

*北京市体检中心马甸部、丰台部及航天桥门诊部分别承接了朝阳区、丰台区和西城区中小学保健所委托的中招体检任务。

# 第三章

# 体检工作概况

# 一、健康体检

本报告中健康体检的受检人群为 18 岁及以上成人。本章的统计数据主要来源于"健康体检阳性记录统计表（男/女）"（京卫体 G1-16-1 表、京卫体 G1-16-2 表），该表由北京市体检质量控制和改进中心专家组审核并制定，由北京市统计局审批。"健康体检阳性记录统计表（男）"包括 27 项检查项目，70 个异常指标；"健康体检阳性记录统计表（女）"包括 31 项检查项目，87 个异常指标。

2022 年北京市 284 家开展健康体检的医疗机构中采集到 203 家机构的健康体检数据，开展健康体检服务共 5 161 891 人次。

## （一）各区情况

2022 年，城六区体检 4 116 805 人次，占体检总量的 79.75%；其他地区体检 1 045 086 人次，占体检总量的 20.25%。健康体检人次排名前五位的区为朝阳区（1 293 929 人次）、海淀区（1 091 675 人次）、西城区（804 247 人次）、丰台区（486 324 人次）、东城区（367 794 人次），共占到体检总量的 78.34%（表 3-1）。

表 3-1　2022 年北京市各区健康体检数量　　　　　　　　　　　　　　（单位：人次）

| 各区 | 健康体检数量 | 每千常住人口参加健康体检数量 |
| --- | --- | --- |
| 合计 | 5 161 891 | 236.32 |
| 西城区 | 804 247 | 731.13 |
| 东城区 | 367 794 | 522.43 |
| 朝阳区 | 1 293 929 | 375.92 |
| 海淀区 | 1 091 675 | 349.45 |
| 门头沟区 | 104 705 | 264.41 |
| 丰台区 | 486 324 | 241.71 |
| 怀柔区 | 78 646 | 179.15 |
| 顺义区 | 179 818 | 135.71 |
| 石景山区 | 72 836 | 129.37 |
| 平谷区 | 51 534 | 113.01 |
| 通州区 | 179 589 | 97.44 |
| 大兴区 | 161 386 | 81.06 |
| 延庆区 | 26 394 | 76.73 |
| 房山区 | 98 036 | 74.78 |
| 密云区 | 34 496 | 65.58 |
| 昌平区 | 130 482 | 57.56 |

注：按每千常住人口参加健康体检人次数降序排列。

## （二）非营利性和营利性医疗机构情况

2022 年，非营利性医疗机构体检 1 600 269 人次，占体检总量的 31.00%，各机构年平均健康体检 14 681 人次；营利性医疗机构体检 3 561 622 人次，占体检总量的 69.00%，各机构年平均健康体检 40 018 人次（图 3-1）。

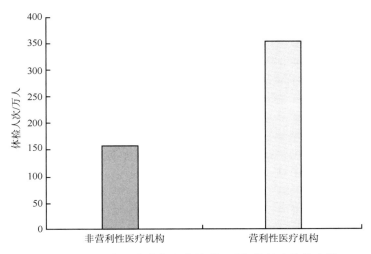

图 3-1　2022 年北京市各经营性质医疗机构健康体检人数

## （三）各类别、级别情况

2022 年，北京市各医院中三级医院年平均健康体检 12 384 人次，二级医院年平均健康体检 15 883 人次，一级医院年平均健康体检 10 497 人次，未评级医院年平均健康体检 26 977 人次。妇幼保健院年平均健康体检 22 023 人次，门诊部和诊所年平均健康体检 45 096 人次，社区卫生服务中心年平均健康体检 5 354 人次，其他卫生机构年平均健康体检 23 054 人次（表 3-2）。

表 3-2　2022 年北京市各类别、级别医疗机构年平均健康体检数量

| 类别、级别 | 机构数/家 | 体检数量/人次 | 占体检总量的比率/% | 各机构年平均健康体检量/（人次·年） |
|---|---|---|---|---|
| 合计 | 203 | 5 161 891 | 100 | 25 428 |
| 医院 | 109 | 1 463 057 | 28.34 | 13 423 |
| 三级 | 60 | 743 068 | 14.40 | 12 384 |
| 二级 | 29 | 460 611 | 8.92 | 15 883 |
| 一级 | 17 | 178 446 | 3.46 | 10 497 |
| 未评级 | 3 | 80 932 | 1.57 | 26 977 |
| 妇幼保健院 | 6 | 132 135 | 2.56 | 22 023 |
| 门诊部和诊所 | 77 | 3 472 406 | 67.27 | 45 096 |
| 社区卫生服务中心 | 9 | 48 186 | 0.93 | 5 354 |
| 其他卫生机构 | 2 | 46 107 | 0.89 | 23 054 |

## （四）各年龄组情况

2022 年北京市各年龄组健康体检人数中以 30～39 岁年龄组最多，占体检总量的 29.99%（表 3-3）。

表 3-3　2021 年及 2022 年北京市各年龄组健康体检数量　　　　（单位：人次）

| 年龄组/岁 | 2021 年体检数量 | 2022 年体检数量 |
|---|---|---|
| 合计 | 5 525 752 | 5 161 891 |
| 18~29 | 1 115 130 | 1 031 870 |
| 30~39 | 1 758 357 | 1 547 922 |
| 40~49 | 1 141 745 | 1 095 431 |
| 50~59 | 811 658 | 800 253 |
| 60~69 | 444 048 | 429 681 |
| 70~79 | 181 600 | 186 173 |
| ≥80 | 73 214 | 70 561 |

# 二、专项体检

　　2022 年北京市专项体检共计 511 256 人,与 2021 年相比减少 146 278 人,减少了 22.25%。其中,体检量降低较多的一是机动车驾驶员体检量与 2021 年相比人数减少 148 590 人,减少了 31.93%,与机动车驾驶员体检机构减少趋势一致;二是教师资格认定体检与 2021 年相比减少 5363 人,减少了 15.97%。

## (一)高招体检

　　2022 年北京市共完成高招体检 53 830 人,与 2021 年相比增加 3000 人,增加了 5.90%。各高招体检医疗机构日均服务量见表 3-4。

表 3-4　2022 年北京市各高招体检医疗机构日均服务量

| 机构名称 | 体检时间/天 | 总服务量/人 | 日均服务量/人 |
|---|---|---|---|
| 北京市体检中心 | 17 | 2 414 | 142 |
| 北京市第六医院 | 9 | 3 191 | 355 |
| 北京市普仁医院 | 8 | 1 730 | 217 |
| 北京市第二医院 | 9 | 2 687 | 299 |
| 北京市宣武中医医院 | 7 | 1 556 | 223 |
| 北京市第一中西医结合医院 | 16 | 5 349 | 335 |
| 北京市中关村医院 | 23 | 7 282 | 317 |
| 北京中西医结合医院 | 13 | 4 622 | 356 |
| 北京丰台医院 | 21 | 2 999 | 143 |
| 北京市石景山医院 | 6 | 1 510 | 252 |
| 北京首颐矿山医院 | 4 | 227 | 57 |
| 北京市门头沟区医院 | 7 | 982 | 141 |
| 北京市房山区第一医院 | 7 | 1 107 | 159 |
| 北京市房山区良乡医院 | 5 | 1 441 | 289 |
| 北京燕化医院 | 5 | 352 | 71 |
| 首都医科大学附属北京潞河医院 | 10 | 2 815 | 282 |
| 北京中医医院顺义医院 | 7 | 3 140 | 449 |
| 北京市昌平区医院 | 9 | 2 311 | 257 |
| 北京市大兴区人民医院 | 10 | 1 987 | 199 |

| 机构名称 | 体检时间/天 | 总服务量/人 | 日均服务量/人 |
|---|---|---|---|
| 北京怀柔医院 | 8 | 1 350 | 169 |
| 北京市平谷区医院 | 10 | 1 481 | 149 |
| 北京市密云区医院 | 13 | 2 079 | 160 |
| 北京市延庆区医院 | 9 | 1 218 | 136 |
| 平均值 | 10 | 2 340 | 234 |

注：各机构日均服务量≤20人的体检日数据未显示。

日均服务量与各区高招规模、医疗机构人力资源情况直接相关，亦可间接反映高招指定医疗机构工作压力情况。

## （二）中招体检

2022年北京市共有100 799人参加中招体检，与2021年相比增加15 886人，增加了18.70%。各中招体检医疗机构日均服务量见表3-5。

表3-5　2022年北京市各中招体检医疗机构日均服务量

| 机构名称 | 体检时间/天 | 总服务量/人 | 日均服务量/人 |
|---|---|---|---|
| 北京市东城区中小学卫生保健所 | 20 | 7 805 | 391 |
| 北京市体检中心航天桥门诊部 | 27 | 11 503 | 427 |
| 北京市体检中心马甸部 | 37 | 12 482 | 338 |
| 北京市海淀区体育运动与卫生健康促进中心 | 33 | 21 657 | 657 |
| 北京市体检中心丰台部 | 21 | 6 653 | 317 |
| 北京市石景山区中小学卫生保健所 | 19 | 2 177 | 115 |
| 北京首颐矿山医院 | 2 | 249 | 125 |
| 北京市门头沟区中小学卫生保健所 | 9 | 1 378 | 154 |
| 北京市房山区中小学卫生保健所 | 20 | 5 342 | 268 |
| 北京市房山区燕山医院 | 4 | 510 | 128 |
| 北京市通州区中小学卫生保健所 | 18 | 6 544 | 364 |
| 北京市顺义区中小学卫生保健所 | 15 | 5 419 | 362 |
| 北京市昌平区医院 | 17 | 4 794 | 282 |
| 北京市大兴区学生体育健康中心 | 22 | 4 864 | 222 |
| 北京市怀柔区中小学卫生保健所 | 21 | 2 016 | 96 |
| 北京市平谷区中小学卫生保健所 | 8 | 2 384 | 298 |
| 北京市密云区中小学卫生保健所 | 18 | 3 297 | 184 |
| 北京市延庆区中小学卫生保健站 | 12 | 1 725 | 144 |
| 平均值 | 18 | 5 600 | 311 |

注：各区日均服务量≤20人的体检日数据已剔除。北京市体检中心马甸部、丰台部及航天桥门诊部分别承接了朝阳区、丰台区和西城区中小学保健所委托的中招体检任务，表3-5中三区的日均服务量为北京市体检中心三个分院的数据。

各区中招规模、医疗机构人力资源情况与日均服务量相关，亦可间接反映中招体检各区工作压力情况。

## （三）机动车驾驶员体检

2022 年北京市机动车驾驶员体检 316 790 人，与 2021 年相比人数减少 148 590 人，减少了 31.93%。体检量排名前五位的区为顺义区（61 204 人）、大兴区（56 562 人）、朝阳区（33 124 人）、东城区（22 885 人）、丰台区（20 804 人），以上地区体检总量占全市机动车驾驶员体检总量的 61.42%（图 3-2）。

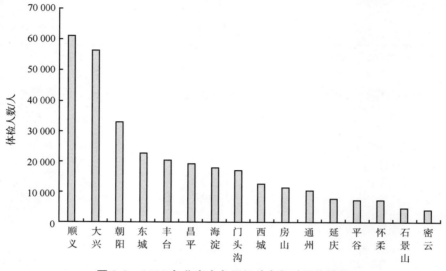

**图 3-2　2022 年北京市各区机动车驾驶员体检量**

## （四）公务员录用体检

依据相关文件规定，北京市 24 家承担公务员录用体检工作的医疗机构应在做好公务员录检信息化系统建设的同时，落实数据统计上报工作。目前该项工作仍在逐步推进中。2022 年 17 家医疗机构已完成公务员录检信息化系统的安装工作；北京市体检中心、房山区良乡医院和北京怀柔医院落实了数据统计上报工作。下一步，卫生行政部门会持续关注，督促公务员录用体检医疗机构落实相关工作，完善统计数据。

## （五）教师资格认定体检

2022 年北京市教师资格认定体检 28 223 人，与 2021 年相比减少 5363 人，减少了 15.97%。体检量排名前五位的区为海淀区（12 392 人）、丰台区（3604 人）、东城区（2203 人）、大兴区（1534 人）、西城区（1293 人），以上地区体检总量占全市教师资格认定体检总量的 74.50%（图 3-3）。

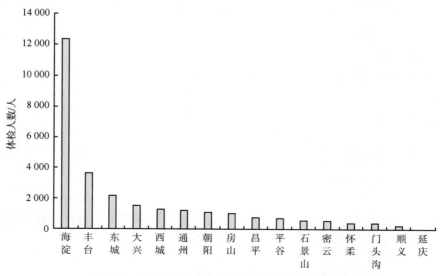

**图 3-3　2022 年北京市各区教师资格认定体检量**

## （六）药品从业人员体检

2022 年北京市药品从业人员体检 9159 人，与 2021 年相比减少 874 人，减少了 8.71%。体检量排名前五位的区为西城区（2289 人）、东城区（2241 人）、海淀区（953 人）、顺义区（904 人）、大兴区（609 人），以上地区体检总量占全市药品从业人员体检总量的 76.38%（图 3-4）。

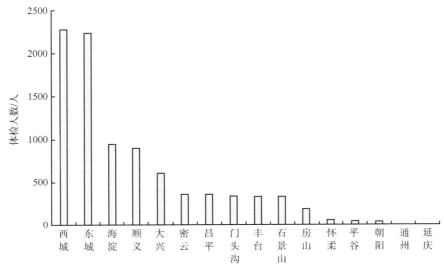

**图 3-4　2022 年北京市各区药品从业人员体检量**

## （七）残疾人机动轮椅车驾驶员体检

2022 年北京市残疾人机动轮椅车驾驶员体检 2455 人，与 2021 年相比增加 152 人，增加了 6.60%。体检量排名前五位的区为西城区（623 人）、丰台区（584 人）、朝阳区（362 人）、石景山区（206 人）、大兴区（150 人），以上地区体检总量占全市残疾人机动轮椅车驾驶员体检总量的 78.41%（图 3-5）。

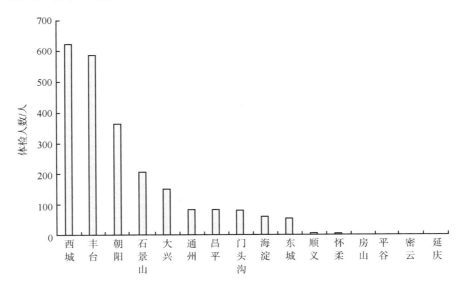

**图 3-5　2022 年北京市各区残疾人机动轮椅车驾驶员体检量**

# 第四章

# 体征检出情况

## 一、专项体检体征检出情况

### （一）高招体检情况

依据高招体检政策文件，涉及体检是否合格的判定标准有6条，涉及专业受限的标准有5条。下文中，完全合格人数指高招体检项目完全合格，且无专业受限的人数；基本合格人数指依据体检标准在合格范围内，但是存在专业受限的人数。2022年北京市参加高招体检的人数为53 830人，男生26 519人，女生27 311人。高招体检中完全合格6034人，占总体检人数的11.21%；基本合格47 788人，占总体检人数的88.78%；不合格8人，占总体检人数的0.01%（表4-1）。不合格原因主要为肺结核。

表4-1　2022年北京市高招体检总体情况　　　　　　　　　　　　　　（单位：人）

| 体检情况 | 合计 | 男生人数 | 女生人数 |
| --- | --- | --- | --- |
|  | 53 830 | 26 519 | 27 311 |
| 完全合格 | 6 034 | 3 718 | 2 316 |
| 基本合格 | 47 788 | 22 799 | 24 989 |
| 不合格 | 8 | 2 | 6 |

2022年北京市高招体检异常指标检出率前五位为视力不良、超重、肥胖、身高不足、色觉异常。近年来，视力和体重问题一直居阳性体征高位，其中视力不良问题最为突出。提示应进一步加强青少年健康宣教，通过线上线下相结合的方式，积极宣传推广预防青少年近视的视力健康科普知识，提升眼保健意识，科学防控近视，护航青少年眼健康。

2022年北京市高招体检中检出视力不良47 573人，视力不良检出率为88.38%。其中，2022年全市男生视力不良检出率较2021年上升0.16%，女生视力不良检出率上升0.58%。各区情况中，男生视力不良检出率高于全市男生平均线的区为朝阳区、丰台区、怀柔区、西城区、通州区、密云区和顺义区，其中朝阳区检出率最高；女生视力不良检出率高于全市女生平均线的区为怀柔区、密云区、朝阳区、丰台区、西城区、东城区，其中怀柔区检出率最高（表4-2）。女生视力不良检出率高于男生，提示为控制青少年近视率增长，应养成良好的用眼习惯，女生更应注意用眼卫生。

表4-2　2022年北京市各区高招体检视力不良检出情况

| 各区 | 男生检出情况 | | 各区 | 女生检出情况 | |
| --- | --- | --- | --- | --- | --- |
|  | 人数/人 | 检出率/% |  | 人数/人 | 检出率/% |
| 全市 | 22 582 | 85.15 | 全市 | 24 991 | 91.51 |
| 朝阳区 | 2 331 | 88.66 | 怀柔区 | 681 | 94.85 |
| 丰台区 | 1 316 | 88.62 | 密云区 | 1 005 | 94.81 |
| 怀柔区 | 550 | 87.03 | 朝阳区 | 2 530 | 93.01 |

| 各区 | 男生检出情况 | | 各区 | 女生检出情况 | |
|---|---|---|---|---|---|
| | 人数/人 | 检出率/% | | 人数/人 | 检出率/% |
| 西城区 | 2 627 | 86.67 | 丰台区 | 1 403 | 92.67 |
| 通州区 | 1 153 | 86.04 | 西城区 | 2 893 | 92.05 |
| 密云区 | 871 | 85.48 | 东城区 | 2 257 | 91.71 |
| 顺义区 | 1 317 | 85.35 | 海淀区 | 5 282 | 91.21 |
| 海淀区 | 5 205 | 85.13 | 石景山区 | 835 | 90.96 |
| 石景山 | 696 | 84.98 | 房山区 | 1 394 | 90.87 |
| 延庆区 | 510 | 84.58 | 通州区 | 1 353 | 90.81 |
| 东城区 | 2 057 | 84.13 | 延庆区 | 558 | 90.73 |
| 大兴区 | 975 | 83.83 | 顺义区 | 1 445 | 90.48 |
| 平谷区 | 622 | 81.41 | 大兴区 | 1 154 | 90.23 |
| 房山区 | 1 121 | 80.47 | 门头沟区 | 463 | 89.73 |
| 昌平区 | 861 | 80.24 | 昌平区 | 1 107 | 89.42 |
| 门头沟 | 370 | 79.40 | 平谷区 | 631 | 88.01 |

注：按男女视力不良检出率降序排列。

2022 年北京市高招体检男生平均身高 177cm，女生平均身高 164cm。与 2021 年度男、女生身高平均持平。其中，男生平均身高低于全市平均水平的区为昌平区、房山区、门头沟区、平谷区、顺义区和延庆区；女生平均身高低于全市平均水平的区为房山区、密云区和顺义区（表 4-3）。

表 4-3　2022 年北京市各区高招体检考生平均身高　　　　　（单位：cm）

| 各区 | 男生平均身高 | 各区 | 女生平均身高 |
|---|---|---|---|
| 全市 | 177 | 全市 | 164 |
| 西城区 | 179 | 西城区 | 166 |
| 东城区 | 178 | 朝阳区 | 165 |
| 丰台区 | 178 | 东城区 | 165 |
| 海淀区 | 178 | 丰台区 | 165 |
| 通州区 | 178 | 海淀区 | 165 |
| 朝阳区 | 177 | 石景山区 | 165 |
| 大兴区 | 177 | 昌平区 | 164 |
| 怀柔区 | 177 | 怀柔区 | 164 |
| 密云区 | 177 | 门头沟区 | 164 |
| 石景山区 | 177 | 平谷区 | 164 |
| 昌平区 | 176 | 通州区 | 164 |
| 房山区 | 176 | 延庆区 | 164 |
| 门头沟区 | 176 | 大兴区 | 164 |
| 平谷区 | 176 | 房山区 | 163 |
| 顺义区 | 176 | 密云区 | 163 |
| 延庆区 | 175 | 顺义区 | 163 |

注：按男女平均身高降序排列。

2022 年北京市高招体检中检出男生超重、肥胖 12 211 人，全市男生平均超重、肥胖率 46.05%。其中，男生超重、肥胖检出率较 2021 年比下降 1.21%。各区情况中，男生超重、肥胖检出率高于全市平均水平的区为密云区、平谷区、门头沟区、怀柔区、顺义区、房山区、昌平区、石景山区、延庆区、丰台区、大兴区和东城区。2022 年北京市高招体检中检出女生超重、肥胖 7969 人，全市女生平均超重、肥胖率 29.18%。

其中，女生超重、肥胖检出率较 2021 年上升 0.61%。各区情况中，女生超重、肥胖检出率高于全市平均水平的区为密云区、平谷区、怀柔区、房山区、大兴区、顺义区、门头沟区、通州区、延庆区和昌平区（表4-4、表 4-5）。

表 4-4　2022 年北京市各区高招体检男生超重、肥胖检出情况

| 各区 | 超重人数/人 | 肥胖人数/人 | 体检总人数/人 | 超重、肥胖率/% |
|---|---|---|---|---|
| 全市 | 6 414 | 5 797 | 26 519 | 46.05 |
| 密云区 | 249 | 285 | 1 019 | 52.40 |
| 平谷区 | 167 | 221 | 764 | 50.79 |
| 门头沟区 | 110 | 123 | 466 | 50.00 |
| 怀柔区 | 143 | 172 | 632 | 49.84 |
| 顺义区 | 371 | 389 | 1 543 | 49.25 |
| 房山区 | 332 | 344 | 1 393 | 48.53 |
| 昌平区 | 258 | 254 | 1 073 | 47.72 |
| 石景山区 | 187 | 203 | 819 | 47.62 |
| 延庆区 | 141 | 144 | 603 | 47.26 |
| 丰台区 | 338 | 361 | 1 485 | 47.07 |
| 大兴区 | 263 | 280 | 1 163 | 46.69 |
| 东城区 | 612 | 525 | 2 445 | 46.50 |
| 通州区 | 323 | 290 | 1 340 | 45.75 |
| 朝阳区 | 631 | 563 | 2 629 | 45.42 |
| 海淀区 | 1 537 | 1 121 | 6 114 | 43.47 |
| 西城区 | 752 | 522 | 3 031 | 42.03 |

表 4-5　2022 年北京市各区高招体检女生超重、肥胖检出情况

| 各区 | 超重人数/人 | 肥胖人数/人 | 体检总人数/人 | 超重、肥胖率/% |
|---|---|---|---|---|
| 全市 | 4 733 | 3 236 | 27 311 | 29.18 |
| 密云区 | 196 | 220 | 1 060 | 39.25 |
| 平谷区 | 141 | 119 | 717 | 36.26 |
| 怀柔区 | 128 | 121 | 718 | 34.68 |
| 房山区 | 320 | 211 | 1 534 | 34.62 |
| 大兴区 | 245 | 192 | 1 279 | 34.17 |
| 顺义区 | 283 | 239 | 1 597 | 32.69 |
| 门头沟区 | 95 | 69 | 516 | 31.78 |
| 通州区 | 275 | 198 | 1 490 | 31.74 |
| 延庆区 | 109 | 74 | 615 | 29.76 |
| 昌平区 | 231 | 137 | 1 238 | 29.73 |
| 丰台区 | 262 | 174 | 1 514 | 28.80 |
| 东城区 | 434 | 271 | 2 461 | 28.65 |
| 朝阳区 | 437 | 309 | 2 720 | 27.43 |
| 石景山区 | 136 | 108 | 918 | 26.58 |
| 海淀区 | 984 | 531 | 5 791 | 26.16 |
| 西城区 | 457 | 263 | 3 143 | 22.91 |

2022 年北京市高招体检全市检出肺结核 8 例，较上年度减少 4 例。汇总 2018～2022 年五年肺结核检出情况如下（图 4-1）。

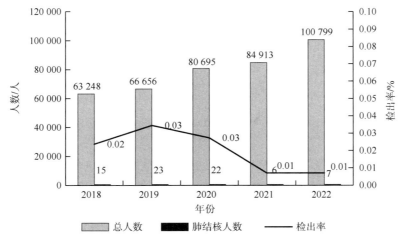

图 4-1 2018～2022 年北京市高招体检肺结核检出情况

2022 年北京市高招体检共检出转氨酶[丙氨酸氨基转移酶（ALT）]异常 1394 例，较上一年度增加 233 例。2018～2022 年五年检出情况见图 4-2。

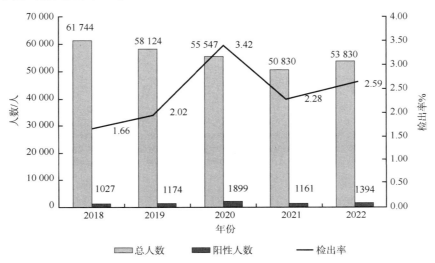

图 4-2 2018～2022 年北京市高招体检 ALT 异常检出情况

## （二）中招体检情况

依据中招体检政策文件，下文中完全合格人数指中招体检项目完全合格，且无专业受限的人数；基本合格人数指依据体检标准在合格范围内，但是存在专业受限的人数。2022 年北京市参加中招体检的人数为 100 799 人，男生 52 563 人，女生 48 236 人。中招体检中完全合格 17 565 人，占总体检人数的 17.43%；基本合格 83 227 人，占总体检人数的 82.56%；不合格 7 人，占总体检人数的 0.01%（表 4-6）。不合格原因均为肺结核。

表 4-6 2022 年北京市中招体检总体情况 （单位：人）

| 体检情况 | 合计 | 男生人数 | 女生人数 |
| --- | --- | --- | --- |
|  | 100 799 | 52 563 | 48 236 |
| 完全合格 | 17 565 | 10 744 | 6 821 |
| 基本合格 | 83 227 | 41 817 | 41 410 |
| 不合格 | 7 | 2 | 5 |

2022 年北京市中招体检异常指标检出率前五位为视力不良、肥胖、超重、色觉异常、身高不足。近年来，视力和体重问题一直居阳性体征高位，其中视力不良问题最为突出。提示应进一步加强青少年健康宣

教，通过线上线下相结合的方式，积极宣传推广预防青少年近视的视力健康科普知识，提升眼保健意识，科学防控近视，护航青少年眼健康。

2022 年北京市中招体检检出视力不良 82 214 人，视力不良检出率为 81.56%。其中，男生视力不良检出率较 2021 年上升 1.05%，女生视力不良检出率上升 2.03%。各区情况中，男生视力不良检出率高于全市男生平均线的区为通州区、石景山区、怀柔区、丰台区、顺义区、朝阳区、东城区、昌平区、延庆区和门头沟区，其中通州区检出率最高；女生视力不良检出率高于全市女生平均线的区为石景山区、通州区、丰台区、朝阳区、东城区、昌平区和怀柔区，其中石景山区检出率最高（表 4-7）。女生视力不良检出率高于男生，提示为控制青少年近视率增长，应养成良好的用眼习惯，女生更应注意用眼卫生。

表 4-7　　2022 年北京市各区中招体检视力不良检出情况

| 各区 | 男生情况 | | 各区 | 女生情况 | |
|---|---|---|---|---|---|
| | 人数/人 | 检出率/% | | 人数/人 | 检出率/% |
| 全市 | 40 857 | 77.73 | 全市 | 41 357 | 85.74 |
| 通州区 | 2 749 | 82.08 | 石景山区 | 1 116 | 95.79 |
| 石景山区 | 1 026 | 81.36 | 通州区 | 2 861 | 89.55 |
| 怀柔区 | 861 | 80.77 | 丰台区 | 2 481 | 87.02 |
| 丰台区 | 2 453 | 80.58 | 朝阳区 | 5 161 | 86.99 |
| 顺义区 | 2 270 | 79.29 | 东城区 | 3 264 | 86.46 |
| 朝阳区 | 5 190 | 79.26 | 昌平区 | 1 986 | 86.46 |
| 东城区 | 3 180 | 78.91 | 怀柔区 | 818 | 86.11 |
| 昌平区 | 1 958 | 78.41 | 延庆区 | 730 | 85.68 |
| 延庆区 | 681 | 78.01 | 门头沟区 | 562 | 85.67 |
| 门头沟区 | 562 | 77.84 | 海淀区 | 8 748 | 85.66 |
| 平谷区 | 935 | 77.27 | 平谷区 | 1 004 | 85.52 |
| 密云区 | 1 337 | 76.84 | 密云区 | 1 326 | 85.16 |
| 房山区 | 2 270 | 75.67 | 顺义区 | 2 171 | 84.94 |
| 海淀区 | 8 654 | 75.61 | 房山区 | 2 414 | 84.64 |
| 西城区 | 4 454 | 75.50 | 大兴区 | 2 196 | 84.27 |
| 大兴区 | 2 277 | 75.50 | 西城区 | 4 519 | 80.64 |

注：按男女视力不良检出率降序排列。

2022 年北京市中招体检男生平均身高 175cm，女生平均身高 164cm，较 2021 年度男、女生身高平均值各增长 1cm。其中，男生平均身高低于全市平均水平的区为昌平区、大兴区、房山区、密云区、石景山区、顺义区、通州区、门头沟区、延庆区和平谷区；女生平均身高低于全市平均水平的区为昌平区、大兴区、房山区、海淀区、门头沟区、密云区、石景山区、顺义区、延庆区、通州区和平谷区（表 4-8）。

表 4-8　2022 年北京市中招体检各区考生平均身高　　　　　　　（单位：cm）

| 各区 | 男生平均身高 | 各区 | 女生平均身高 |
|---|---|---|---|
| 全市 | 175 | 全市 | 164 |
| 西城区 | 176 | 西城区 | 165 |
| 朝阳区 | 175 | 朝阳区 | 164 |
| 东城区 | 175 | 东城区 | 164 |
| 丰台区 | 175 | 丰台区 | 164 |
| 海淀区 | 175 | 怀柔区 | 164 |
| 怀柔区 | 175 | 昌平区 | 163 |
| 昌平区 | 174 | 大兴区 | 163 |
| 大兴区 | 174 | 房山区 | 163 |
| 房山区 | 174 | 海淀区 | 163 |

| 各区 | 男生平均身高 | 各区 | 女生平均身高 |
|---|---|---|---|
| 密云区 | 174 | 门头沟区 | 163 |
| 石景山区 | 174 | 密云区 | 163 |
| 顺义区 | 174 | 石景山区 | 163 |
| 通州区 | 174 | 顺义区 | 163 |
| 门头沟区 | 173 | 延庆区 | 163 |
| 延庆区 | 173 | 通州区 | 162 |
| 平谷区 | 172 | 平谷区 | 161 |

注：按男女平均身高降序排列。

2022 年北京市中招体检检出男生超重、肥胖 18 187 人，全市男生平均超重、肥胖率 34.60%。男生超重、肥胖检出率较 2021 年下降 3.44%。各区情况中，检出率高于全市平均水平的区为密云区、顺义区、门头沟区、平谷区、通州区、怀柔区、石景山区、丰台区、昌平区和房山区；2022 年北京市中招体检中检出女生超重、肥胖 11132 人，全市女生平均超重、肥胖率 23.08%。女生超重、肥胖检出率较 2021 年下降 1.25%。各区情况中，检出率高于全市平均水平的区为顺义区、平谷区、怀柔区、门头沟区、通州区、密云区、石景山区、大兴区、延庆区和房山区（表 4-9、表 4-10）。

表 4-9　2022 年北京市各区中招体检男生超重、肥胖检出情况

| 各区 | 超重人数/人 | 肥胖人数/人 | 体检总人数/人 | 超重、肥胖率/% |
|---|---|---|---|---|
| 全市 | 7 692 | 10 495 | 52 563 | 34.60 |
| 密云区 | 286 | 475 | 1 740 | 43.74 |
| 顺义区 | 478 | 767 | 2 863 | 43.49 |
| 门头沟区 | 121 | 188 | 722 | 42.80 |
| 平谷区 | 172 | 320 | 1 210 | 40.66 |
| 通州区 | 501 | 809 | 3 349 | 39.12 |
| 怀柔区 | 156 | 253 | 1 066 | 38.37 |
| 石景山区 | 195 | 277 | 1 261 | 37.43 |
| 丰台区 | 456 | 672 | 3 044 | 37.06 |
| 昌平区 | 353 | 562 | 2 497 | 36.64 |
| 房山区 | 402 | 648 | 3 000 | 35.00 |
| 朝阳区 | 930 | 1 325 | 6 548 | 34.44 |
| 延庆区 | 111 | 187 | 873 | 34.14 |
| 大兴区 | 442 | 584 | 3 016 | 34.02 |
| 东城区 | 590 | 735 | 4 030 | 32.88 |
| 西城区 | 880 | 896 | 5 899 | 30.11 |
| 海淀区 | 1 619 | 1797 | 11 445 | 29.85 |

表 4-10　2022 年北京市各区中招体检女生超重、肥胖检出情况

| 各区 | 超重人数/人 | 肥胖人数/人 | 体检总人数/人 | 超重、肥胖率/% |
|---|---|---|---|---|
| 全市 | 5 800 | 5 332 | 48 236 | 23.08 |
| 顺义区 | 425 | 434 | 2 556 | 33.61 |
| 平谷区 | 171 | 218 | 1 174 | 33.13 |
| 怀柔区 | 128 | 156 | 950 | 29.89 |
| 门头沟区 | 106 | 89 | 656 | 29.73 |
| 通州区 | 407 | 460 | 3 195 | 27.14 |
| 密云区 | 201 | 217 | 1 557 | 26.85 |

续表

| 各区 | 超重人数/人 | 肥胖人数/人 | 体检总人数/人 | 超重、肥胖率/% |
|---|---|---|---|---|
| 石景山区 | 139 | 160 | 1 165 | 25.67 |
| 大兴区 | 338 | 329 | 2 606 | 25.59 |
| 延庆区 | 103 | 112 | 852 | 25.23 |
| 房山区 | 355 | 340 | 2 852 | 24.37 |
| 朝阳区 | 723 | 615 | 5 933 | 22.55 |
| 昌平区 | 260 | 258 | 2 297 | 22.55 |
| 丰台区 | 299 | 342 | 2 851 | 22.48 |
| 东城区 | 417 | 363 | 3 775 | 20.66 |
| 海淀区 | 1 161 | 821 | 10 213 | 19.41 |
| 西城区 | 567 | 418 | 5 604 | 17.58 |

2022 年北京市中招体检检出肺结核 7 例，较上一年度增加 1 例。2018～2022 年五年肺结核检出情况如图 4-3。

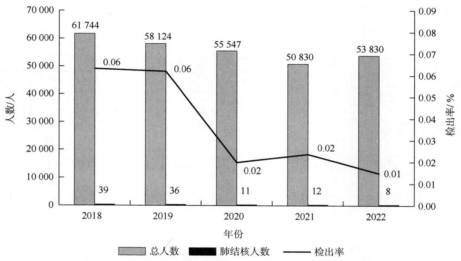

图 4-3　2018～2022 年北京市中招体检肺结核检出情况

2022 年北京市中招体检全市共检出 ALT 异常 842 例，较上年度减少 81 例。2018～2022 年五年检出情况如见图 4-4。

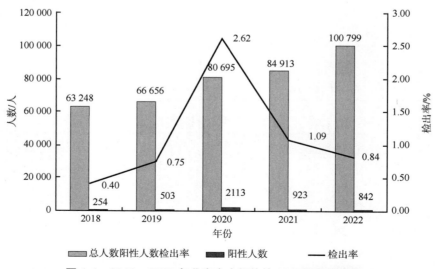

图 4-4　2018～2022 年北京市中招体检 ALT 异常检出情况

研究表明，超重、肥胖可导致脂肪代谢紊乱，异常增高的代谢产物如游离脂肪酸等具有极强的细胞毒性，可损害细胞膜、线粒体等重要的细胞器，导致细胞肿胀、变性、坏死等，并直接影响肝脏细胞的再生，促进肝纤维化；反之，肝细胞的损害对肝糖原的异生、胰岛素活性等糖代谢各环节亦产生影响，可加重葡萄糖摄取、利用障碍及胰岛素抵抗。相关研究提示，脂肪代谢紊乱是 ALT 异常与超重、肥胖相关的重要环节。

比较 2022 年度和 2021 年度数据，中招体检考生 ALT 异常检出率下降与中招考生超重、肥胖检出率下降变化趋势一致（见图 4-4）。同时，高招体检考生 ALT 异常检出率上升与高招考生超重、肥胖检出率上升变化趋势一致（见图 4-2）。提示无论中招、高招考生 ALT 异常检出率均和超重、肥胖检出率呈正相关。在北京市中招、高招考生超重、肥胖检出率一直位列阳性体征顺位前列的情况下，不要轻视超重、肥胖导致的 ALT 升高，需要更加重视青少年健康管理，督促青少年加强体育锻炼，保持规律的作息时间，选择健康饮食，积极控制体重。

# 二、健康体检体征检出情况

## （一）前十位异常体征检出率

针对北京市健康体检中出现的检出率较高的异常体征，按顺位展示其检出情况，见表 4-11。

表 4-11  2022 年北京市健康体检前十位异常体征检出率

| 序号 | 男性异常体征 | 检出率/% | 序号 | 女性异常体征 | 检出率/% |
|---|---|---|---|---|---|
| 1 | 血脂异常 | 41.24 | 1 | 乳腺增生 | 37.76 |
| 2 | 超重 | 32.97 | 2 | 甲状腺结节 | 33.68 |
| 3 | 脂肪肝 | 31.96 | 3 | 血脂异常 | 31.47 |
| 4 | 甲状腺结节 | 28.41 | 4 | 骨量减少/骨质疏松 | 28.84 |
| 5 | 骨量减少/骨质疏松 | 27.85 | 5 | 超重 | 20.87 |
| 6 | 血尿酸升高 | 24.34 | 6 | 痔疮 | 18.03 |
| 7 | 幽门螺杆菌阳性 | 19.03 | 7 | 龋病 | 16.99 |
| 8 | 颈动脉斑块 | 18.45 | 8 | 子宫肌瘤 | 16.67 |
| 9 | 肥胖 | 18.22 | 9 | 幽门螺杆菌阳性 | 16.44 |
| 10 | 血压升高 | 17.67 | 10 | 脂肪肝 | 16.22 |

## （二）各年龄段前五位异常体征

按健康体检异常体征检出率统计，男性各年龄段人群身体状况如下：60 岁以下男性主要以血脂异常、超重和脂肪肝等为主，60 岁以上男性主要以骨量减少/骨质疏松、颈动脉斑块等为主（表 4-12）。

表 4-12  2022 年北京市男性各年龄段前五位异常体征

| 顺位 | 18～29 岁 | 30～39 岁 | 40～49 岁 | 50～59 岁 | 60～69 岁 | 70～79 岁 | 80 岁及以上 |
|---|---|---|---|---|---|---|---|
| 1 | 血脂异常 | 血脂异常 | 血脂异常 | 血脂异常 | 血脂异常 | 颈动脉斑块 | 颈动脉斑块 |
| 2 | 超重 | 超重 | 脂肪肝 | 超重 | 甲状腺结节 | 骨量减少/骨质疏松 | 骨量减少/骨质疏松 |
| 3 | 血尿酸升高 | 脂肪肝 | 超重 | 脂肪肝 | 颈动脉斑块 | 甲状腺结节 | 甲状腺结节 |
| 4 | 脂肪肝 | 血尿酸升高 | 甲状腺结节 | 甲状腺结节 | 骨量减少/骨质疏松 | 年龄相关性白内障（老年性白内障） | 年龄相关性白内障（老年性白内障） |
| 5 | 甲状腺结节 | 甲状腺结节 | 血尿酸升高 | 骨量减少/骨质疏松 | 超重 | 血脂异常 | 血压升高 |

按健康体检异常体征检出率统计,女性各年龄段人群身体状况如下:60 岁以下女性主要以乳腺增生、甲状腺结节和血脂异常为主,60 岁以上女性主要以骨量减少/骨质疏松、甲状腺结节、颈动脉斑块等为主(表 4-13)。

表 4-13 2022 年北京市女性各年龄段前五位异常体征

| 顺位 | 18～29 岁 | 30～39 岁 | 40～49 岁 | 50～59 岁 | 60～69 岁 | 70～79 岁 | 80 岁及以上 |
|---|---|---|---|---|---|---|---|
| 1 | 乳腺增生 | 乳腺增生 | 乳腺增生 | 血脂异常 | 骨量减少/骨质疏松 | 骨量减少/骨质疏松 | 骨量减少/骨质疏松 |
| 2 | 甲状腺结节 | 甲状腺结节 | 甲状腺结节 | 甲状腺结节 | 甲状腺结节 | 颈动脉斑块 | 颈动脉斑块 |
| 3 | 龋病 | 血脂异常 | 血脂异常 | 乳腺增生 | 血脂异常 | 甲状腺结节 | 甲状腺结节 |
| 4 | 血脂异常 | 龋病 | 子宫肌瘤 | 骨量减少/骨质疏松 | 颈动脉斑块 | 血脂异常 | 血压升高 |
| 5 | 幽门螺杆菌阳性 | 骨量减少/骨质疏松 | 超重 | 子宫肌瘤 | 乳腺增生 | 年龄相关性白内障(老年性白内障) | 血脂异常 |

# 三、健康体检主要异常体征检出情况分析

## (一)血脂异常

### 1. 概述

常规测定的血脂是指血清中的胆固醇(TC)、甘油三酯(TG)和类脂(如磷脂)等的总称。血脂异常通常指血清中胆固醇和(或)甘油三酯水平升高,也泛指包括低高密度脂蛋白胆固醇(high density lipoprotein cholesterol,HDL-C)血症在内的各种血脂异常[1]。以动脉粥样硬化性心血管疾病(atherosclerotic cardiovascular disease,ASCVD)为主的心血管疾病(cardiovascular disease,CVD)是我国城乡居民首位死亡原因,我国心血管疾病人数已达 3.3 亿,每 5 例死亡中就有 2 例死于心血管疾病。血脂异常为 ASCVD 发生发展中最主要的致病性危险因素[2]。研究显示,我国人群中与 ASCVD 关系最为密切的低密度脂蛋白胆固醇(LDL-C)水平显著升高,≥4.14mmol/L 者达 8.1%,≥3.4mmol/L 者达 26.3%,仅 39% 的人 LDL-C 处于理想水平(≤2.6mmol/L)。目前我国≥18 岁人群血脂异常知晓率、治疗率和控制率仅为 31%、19.5%和 8.9%[3]。

对于早期检出血脂异常个体,监测其血脂水平变化是评估 ASCVD 风险并有效实施 ASCVD 防治措施的重要基础。提高血脂异常检出率和知晓率的主要策略是:①提高大众对血脂定期检测重要性的认识;②增加常规医疗服务中为就诊者提供的血脂检测机会;③鼓励健康体检服务将血脂检测作为常规检查项目;④将儿童和青少年血脂检测列入小学、初中、高中入学体检的常规项目[1]。

血脂筛查的重点对象建议为:

(1)有 ASCVD 病史者。

(2)存在多项 ASCVD 危险因素(如高血压、糖尿病、肥胖、吸烟)的人群。

(3)有早发 CVD 家族史者(指男性一级直系亲属在 55 岁前或女性一级直系亲属在 65 岁前患 ASCVD)或有家族性高脂血症患者。

(4)皮肤、肌腱黄色瘤及跟腱增厚者[1]。

### 2. 血脂异常检出情况

2022 年体检数据显示,北京市体检人群血脂异常检出率为 36.38%,其中男性平均检出率为 41.24%,女性平均检出率为 31.47%,各年龄段血脂异常检出情况见表 4-14～表 4-16、图 4-5。

表 4-14 2022 年北京市各年龄段血脂异常检出情况

| 年龄/岁 | 体检人数/人 | 血脂异常人数/人 | 检出率/% |
|---|---|---|---|
| 合计 | 2 682 191 | 975 690 | 36.38 |
| 18～29 | 434 577 | 95 660 | 22.01 |
| 30～39 | 804 783 | 261 101 | 32.44 |
| 40～49 | 589 414 | 235 165 | 39.90 |
| 50～59 | 431 092 | 194 866 | 45.20 |
| 60～69 | 260 840 | 119 363 | 45.76 |
| 70～79 | 116 344 | 50 744 | 43.62 |
| ≥80 | 45 141 | 18 791 | 41.63 |

表 4-15 2022 年北京市男性各年龄段血脂异常检出情况

| 年龄/岁 | 体检人数/人 | 血脂异常人数/人 | 检出率/% |
|---|---|---|---|
| 合计 | 1 346 201 | 555 223 | 41.24 |
| 18～29 | 212 050 | 58 483 | 27.58 |
| 30～39 | 398 626 | 163 234 | 40.95 |
| 40～49 | 295 437 | 137 405 | 46.51 |
| 50～59 | 233 584 | 107 441 | 46.00 |
| 60～69 | 127 210 | 57 268 | 45.02 |
| 70～79 | 55 220 | 22 127 | 40.07 |
| ≥80 | 24 074 | 9 265 | 38.49 |

表 4-16 2022 年北京市女性各年龄段血脂异常检出情况

| 年龄/岁 | 体检人数/人 | 血脂异常人数/人 | 检出率/% |
|---|---|---|---|
| 合计 | 1 335 990 | 420 467 | 31.47 |
| 18～29 | 222 527 | 37 177 | 16.71 |
| 30～39 | 406 157 | 97 867 | 24.10 |
| 40～49 | 293 977 | 97 760 | 33.25 |
| 50～59 | 197 508 | 87 425 | 44.26 |
| 60～69 | 133 630 | 62 095 | 46.47 |
| 70～79 | 61 124 | 28 617 | 46.82 |
| ≥80 | 21 067 | 9 526 | 45.22 |

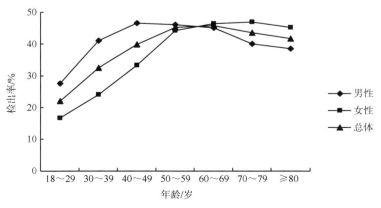

图 4-5 2022 年北京市各年龄段血脂异常检出情况

2018～2022 年五年间总体人群（男+女）血脂异常检出率分别为 32.78%、32.43%、33.07%、34.44%、36.38%，男性人群为 38.54%、36.39%、37.85%、39.08%、41.24%，女性人群为 26.70%、28.38%、27.91%、29.40%、31.47%，总体呈逐年增高趋势，5 年增高 3.60%，男性增高 2.70%，女性增高 4.77%，男性血脂异常检出率高于女性。

## 3. 分析

2022 年北京市体检统计结果显示，血脂检测异常总人数 975 690 人，其中男性 555 223 人，女性 420 467 人。总体人群（男+女）血脂异常检出率、男性及女性人群血脂异常检出率分别为 36.38%、41.24% 及 31.47%，男性血脂异常总体检出率明显高于女性，尤其是在 60 岁以前的各年龄段，其血脂异常比例均明显高于女性；男性人群血脂异常检出率在 40～49 岁年龄段达到峰值，然后随着年龄增长逐渐下降。女性人群从 50 岁（围绝经期）开始血脂异常比例明显升高，并一直持续到 80 岁以后，与男性随着年龄增长逐渐下降不同。

应用 SPSS17.0 软件对相关数据进行统计学分析，使用 $\chi^2$ 检验，以 $P<0.05$ 为差异有统计学意义。结果如下：男性人群检出率（41.24%）明显高于女性人群检出率（31.47%），$\chi^2$ 值为 27 662.78，$P<0.001$，差异有统计学意义。此外，在 18～29 岁、30～39 岁、40～49 岁、50～59 岁、60～69 岁、70～79 岁和≥80 岁不同年龄段进行男女比较，$\chi^2$ 值分别为 7477.71、26 070.84、167.31、129.71、55.16、537.06 和 209.56，$P$ 均<0.001，差异有统计学意义，其中 18～29 岁、30～39 岁、40～49 岁、50～59 岁男性血脂异常检出率高于女性，60～69 岁、70～79 岁和≥80 岁女性血脂异常检出率高于男性。

从图 4-5 可以看出，男性在 50 岁之前，血脂异常检出率随年龄增长逐渐升高，可能与高脂饮食、工作压力大、缺乏运动及生活不规律等因素有关；女性在 80 岁之前，血脂异常检出率随年龄增长逐渐升高，但 60 岁以前检出率低于男性，60 岁以后检出率高于男性，考虑与女性雌激素水平降低有关。

2018～2022 年五年间血脂异常检出率总体人群、男性人群、女性人群都呈逐年增高趋势。

## 4. 健康管理建议

血脂异常是心血管病重要的危险因素之一。根据中国健康与营养调查（CHNS）数据的一项预测研究发现，2016～2030 年开展调脂治疗可以避免 970 万例急性心肌梗死和 780 万例脑卒中事件，避免 340 万例心血管病死亡[4]，因此进行血脂异常管理已经刻不容缓。全面评价 ASCVD 总体风险是防治血脂异常的必要前提，不仅有助于确定血脂异常患者的调脂治疗决策，也有助于临床医生针对多重风险因素制订个体化的综合治疗策略，从而最大程度地降低患者 ASCVD 总体风险。在进行风险评估时，首先按照是否患有 ASCVD 划分为二级预防和一级预防两类情况。在已诊断 ASCVD 的人群中，将发生过≥2 次严重 ASCVD 事件或发生过 1 次严重 ASCVD 事件，且合并≥2 个高风险因素者列为超高危人群，其他 ASCVD 患者列为极高危人群。未被诊断 ASCVD 的人群中，符合如下条件之一者直接列为高危人群：①LDL-C≥4.9mmol/L 或 TC≥7.2mmol/L；②年龄≥40 岁的糖尿病患者；③慢性肾脏病（CKD）3/4 期。不具备以上 3 种情况的个体，进行未来 10 年 ASCVD 总体发病风险评估，按照不同组合 10 年平均发病风险分为低危、中危和高危[1]。对于 ASCVD 10 年发病风险为中危的人群，如果年龄<55 岁，则需进行 ASCVD 余生风险评估[1]。具有以下任意 2 个或以上风险因素者 ASCVD 余生风险为高危：①收缩压≥160mmHg（1mmHg=0.133kPa）或舒张压≥100mmHg；②非 HDL-C≥5.2mmol/L；③HDL-C<1.0mmol/L；④体重指数≥28kg/m²；⑤吸烟。在综合策略调脂治疗中，LDL-C 作为 ASCVD 风险干预的首要靶点。不同人群对降低 LDL-C 目标值推荐不同：①ASCVD 超高危患者 LDL-C 目标为<1.4mmol/L，且较基线下降>50%；②ASCVD 极高危患者 LDL-C 目标为<1.8mmol/L，且较基线下降>50%；③ASCVD 中、高危患者 LDL-C 目标为<2.6mmol/L；④ASCVD 低危患者 LDL-C 目标为<3.4mmol/L[1]。

血脂异常检出率呈逐年增高趋势，可能与中国居民膳食结构发生了很大变化有关，最为显著的是脂肪供能比呈上升趋势，农村脂肪供能比首次突破 30%推荐上限。而谷物、豆类、水果和蔬菜等摄入不足，膳食结构仍不合理。血脂异常除遗传因素外，明显与饮食及生活方式有关，无论是否进行药物治疗，都必须坚持控制饮食和改善生活方式。对于血脂异常的个体，需要控制膳食胆固醇摄入，更应限制摄入富含饱和脂肪酸及反式脂肪的食物，包括大部分饼干、糕点、薯条、土豆片等油炸食品和加工零食，这些食物的制作过程往往会使用（人造）黄油和奶油、可可脂等，容易含有较高的饱和脂肪酸及反式脂肪酸。增加水果、蔬菜、全谷类、膳食纤维及鱼类的摄入[5]。血脂异常患者建议每日全谷物摄入 50～150g 或占全天谷物的 1/4～1/3；每天不少于 500g 蔬菜和 200g 水果；鱼类每周吃 2～3 次，每次摄入 50～100g；畜肉每天摄入量不超过 75g；每天食用大豆 25g（相当于南豆腐约 125g，或豆腐丝 50g）；每日奶饮用量为 300～500ml；每天鸡蛋（蛋黄）的摄入量不超过 1 枚；每日烹调油控制在 20～25g[6]。降脂治疗中推荐健康生活方式，坚持规律的中等强度代谢运动，建议每周 5～7 天、每次 30min；严格戒烟，限制饮酒；维持健康体重（BMI 20.0～23.9kg/m²）；不熬夜，改善睡眠。在生活方式干预基础上仍然没有达标的个体，建议到医院就诊，应用他汀类等降低胆固醇的药物进一步治疗。

（胡　荣　芦燕玲）

### 参 考 文 献

[1] 李建军，赵水平，高润霖. 中国血脂管理指南（2023）. 中国循环杂志，2023，38（3）：237-271.
[2] 中国心血管健康与疾病报告编写组.中国心血管健康与疾病报告 2022 概要. 中国循环杂志，2023，38（6）：583-612.
[3] 中华医学会心血管病学分会，中华医学会心血管病杂志编辑委员会. 中国心血管病一级预防指南. 中华心血管病杂志，2020，48（12）：1000-1038.
[4] 国家心血管病中心. 中国心血管健康与疾病报告 2021. 北京：科学出版社，2022.
[5] 顾东风，翁建平，鲁向锋. 中国健康生活方式预防心血管代谢疾病指南. 中国循环杂志，2020，35（3）：209-230.
[6] 刘英华. 血脂异常医学营养管理专家共识. 中华健康管理学杂志，2023，17（8）：561-573.

## （二）血压升高

### 1. 概述

血压升高是高血压的临床表现，是指血液在血管中流动时对血管壁造成的压力持续超过正常范围的现象。高血压是全球心血管疾病的主要死因，也是冠心病和脑卒中等多种心脑血管疾病的重要危险因素，同时还可能导致不同程度的肾功能损伤[1]。值得警惕的是，中国高血压的患病率仍在不断上升，并且大多数患者发病时往往没有任何症状。当前我国正面临人口老龄化与心血管代谢危险因素流行加剧的双重挑战，因此实现高血压人群的健康管理及提升心血管疾病风险意识已成为一项重大的公共卫生任务[2]。有调查显示，我国 18～69 岁成人高血压的年龄标化患病率高达 24.7%（2.74 亿）[3]。尽管近几十年来我国在高血压的认知、治疗和控制方面已经取得显著进步，但总体水平较低，亟须进一步加强[4]。

### 2. 对象与方法

（1）研究对象：来自北京市体检中心的体检者共 3 486 412 人，其中男性 1 783 349 人（占 51.15%），女性 1 703 063 人（占 48.85%）。共检出血压升高人数 503 212 人，其中男性 315 182 人（占 62.63%），女性 188 030 人（占 37.37%）。

（2）方法：两名护理人员经过培训，使用电子血压计对体检者进行测量。若初次检测血压异常，将在 30min 后重新测量，并记录重测值。收缩压大于 140mmHg 或舒张压大于 90mmHg 定义为血压升高。

（3）统计学：应用 SPSS27.0 和 R4.2.1 软件对相关数据进行统计学分析，使用 $\chi^2$ 检验比较不同组之间的构成比，使用线性回归分析血压升高的时间线性趋势，$P<0.05$ 被认为差异具有统计学意义。

### 3. 结果与讨论

（1）血压升高检出情况：2022 年体检数据显示，总体血压升高检出率为 14.43%，男性血压升高检出率为 17.67%，女性血压升高检出率为 11.04%。具体检出情况见表 4-17～表 4-19、图 4-6。

表 4-17　2022 年北京市各年龄段血压升高检出情况

| 年龄/岁 | 体检人数/人 | 血压升高人数/人 | 检出率/% |
|---|---|---|---|
| 合计 | 3 486 412 | 503 212 | 14.43 |
| 18~29 | 681 715 | 40 613 | 5.96 |
| 30~39 | 1 072 458 | 90 461 | 8.43 |
| 40~49 | 741 622 | 107 542 | 14.50 |
| 50~59 | 525 343 | 115 090 | 21.91 |
| 60~69 | 292 658 | 83 667 | 28.59 |
| 70~79 | 124 591 | 44 950 | 36.08 |
| ≥80 | 48 025 | 20 889 | 43.50 |

表 4-18　2022 年北京市男性各年龄段血压升高检出情况

| 年龄/岁 | 体检人数/人 | 血压升高人数/人 | 检出率/% |
|---|---|---|---|
| 合计 | 1 783 349 | 315 182 | 17.67 |
| 18~29 | 337 831 | 30 162 | 8.93 |
| 30~39 | 546 684 | 67 718 | 12.39 |
| 40~49 | 376 210 | 71 893 | 19.11 |
| 50~59 | 287 521 | 71 875 | 25.00 |
| 60~69 | 147 401 | 42 191 | 28.62 |
| 70~79 | 61 495 | 20 486 | 33.31 |
| ≥80 | 26 207 | 10 857 | 41.43 |

表 4-19　2022 年北京市女性各年龄段血压升高检出情况

| 年龄/岁 | 体检人数/人 | 血压升高人数/人 | 检出率/% |
|---|---|---|---|
| 合计 | 1 703 063 | 188 030 | 11.04 |
| 18~29 | 343 884 | 10 451 | 3.04 |
| 30~39 | 525 774 | 22 743 | 4.33 |
| 40~49 | 365 412 | 35 649 | 9.76 |
| 50~59 | 237 822 | 43 215 | 18.17 |
| 60~69 | 145 257 | 41 476 | 28.55 |
| 70~79 | 63 096 | 24 464 | 38.77 |
| ≥80 | 21 818 | 10 032 | 45.98 |

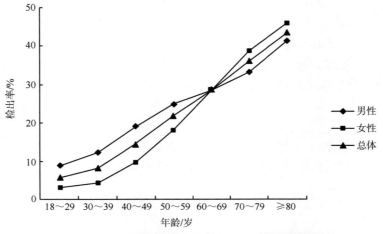

图 4-6　2022 年北京市各年龄段血压升高检出情况

（2）血压升高与性别、年龄的关系：本次统计结果显示，血压升高的总体检人数为 3 486 412 人，其中男性体检人数为 1 783 349 人，女性体检人数为 1 703 063 人。总体人群、男性人群及女性人群血压升高检出率分别为 14.43%、17.67% 和 11.04%，男性检出率高于女性。如上述图表所示，无论男性还是女性，血压升高检出率均呈现随年龄增长而升高的趋势。

使用 $\chi^2$ 检验对不同性别血压升高检出率进行比较，结果如下：血压升高男性人群检出率（17.67%）显著高于女性人群（11.04%），$\chi^2$ 值为 31 032，$P<0.01$，差异有统计学意义。此外，在 18～29 岁、30～39 岁、40～49 岁、50～59 岁、60～69 岁、70～79 岁、≥80 岁不同年龄段间进行男女比较，$\chi^2$ 值分别为 10 549、22 551、13 082、3 545.6、0.097、402.49、100.40，除 60～69 岁年龄段外（$P=0.756$），其他年龄段检出率的差异均有统计学意义（$P<0.01$）。结果表明，在 18～59 岁年龄段，男性血压升高检出率高于女性，而在 ≥70 岁年龄段，女性检出率高于男性。

（3）血压升高五年趋势：对 2018～2022 年总体人群中的血压升高情况进行线性回归分析，结果差异无统计学意义（$P>0.05$），提示血压升高检出率没有随时间变化的趋势。对各年龄段不同性别血压升高检出率进行 $\chi^2$ 检验，5 年间男性人群检出率始终高于女性（$P$ 均 $<0.05$）。具体检出情况见表 4-20～表 4-22、图 4-7。

总的来看，北京健康体检人群中高血压的检出率表现出显著的性别和年龄差异。首先，男性人群中的高血压检出率（17.67%）明显高于女性（11.04%），这可能与男性在生活方式和职业压力方面的特定因素有关。进一步地，高血压检出率在不同年龄段也显示出特定的变化趋势。特别是在 18～59 岁这一年龄段，男性的高血压检出率显著高于女性，这可能与这一年龄段男性较大的工作和生活压力，以及不健康的生活习惯有关。然而，在 70 岁及以上年龄段，女性的高血压检出率则超越了男性，这或许可以归因于老年女性的生理激素变化和特定的健康问题。值得注意的是，从 2018～2022 年这五年的变化趋势来看，高血压的总体检出率并未显示出具有统计学意义的增长或降低趋势，这提示目前北京市在高血压预防和控制方面的措施取得了初步成效，但为持续推动高血压检出率下降，仍需不断加强和深化相关干预和研究工作。

表 4-20　2018～2022 年北京市血压升高检出情况

| 年份 | 体检人数/人 | 血压升高人数/人 | 检出率/% |
| --- | --- | --- | --- |
| 2018 | 3 522 080 | 505 055 | 14.34 |
| 2019 | 3 404 840 | 518 621 | 15.23 |
| 2020 | 2 518 934 | 357 714 | 14.20 |
| 2021 | 4 093 073 | 581 529 | 14.21 |
| 2022 | 3 486 412 | 503 212 | 14.43 |

表 4-21　2018～2022 年北京市男性血压升高检出情况

| 年份 | 体检人数/人 | 血压升高人数/人 | 检出率/% |
| --- | --- | --- | --- |
| 2018 | 1 829 895 | 328 779 | 17.97 |
| 2019 | 1 861 286 | 349 376 | 18.77 |
| 2020 | 1 328 399 | 230 802 | 17.37 |
| 2021 | 2 141 688 | 380 515 | 17.77 |
| 2022 | 1 783 349 | 315 182 | 17.67 |

表 4-22　2018～2022 年北京市女性血压升高检出情况

| 年份 | 体检人数/人 | 血压升高人数/人 | 检出率/% |
| --- | --- | --- | --- |
| 2018 | 1 692 185 | 176 276 | 10.42 |
| 2019 | 1 543 554 | 169 245 | 10.96 |
| 2020 | 1 190 535 | 126 912 | 10.66 |
| 2021 | 1 951 385 | 201 014 | 10.30 |
| 2022 | 1 703 063 | 188 030 | 11.04 |

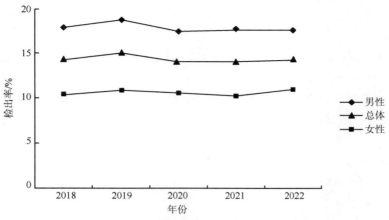

图 4-7　2018～2022 年北京市血压升高检出趋势

### 4. 健康管理建议

血压升高已经成为各年龄段普遍面临的健康问题，其检出率随年龄增长呈逐步上升的变化趋势。为了有效地预防和控制高血压，应该着力改善与之相关的诸多危险因素，如高钠摄入、低钾摄入、肥胖、过量饮酒、运动不足及不均衡饮食结构等[5]。针对这一现状，我们提出以下综合性的健康管理建议：

（1）强化健康教育：利用各种渠道加强健康知识的普及和宣传，提升公众对高血压的认知程度和防控意识，培养北京市民积极参与相关预防和控制工作的行为习惯[6]。

（2）生活方式调整与管理

1）平衡膳食：坚持均衡的饮食结构，加强膳食指导和行为矫正，同时减少钠的摄入，增加钾的摄入。

2）健康生活习惯：鼓励戒烟限酒，保持适量运动，确保充足睡眠，并将体重控制在理想范围内[7]。

3）定期健康体检：倡导群众定期接受健康体检，便于早期发现并干预高血压及相关并发症。

4）家庭血压监测与随访：对于已确诊的高血压患者，应实施定期的随访和家庭血压监测，便于实时掌握病情动态和调整治疗方案。

**参 考 文 献**

[1] Burnier M，Damianaki A. Hypertension as cardiovascular risk factor in chronic kidney disease. Circ Res，2023，132（8）：1050-1063.

[2] 王增武. 中国高血压流行和防治现状. 中国心血管病研究，2022，20（8）：673-678.

[3] Zhang M，Shi Y，Zhou B，et al. Prevalence，awareness，treatment，and control of hypertension in China，2004-18：findings from six rounds of a national survey. BMJ，2023，380：e071952.

[4] Wang JG，Zhang W，Li Y，et al. Hypertension in China：epidemiology and treatment initiatives. Nat Rev Cardiol，2023，20（8）：531-545.

[5] Mills KT，Stefanescu A，He J. The global epidemiology of hypertension. Nat Rew Nephrol，16（4）：223-237.

[6] 聂雪琼、王夏玲、李英华，等. 高血压患者与一般人群健康素养水平比较研究. 中国健康教育，2021，37（5）：387-391.

[7] Hanssen H，Boardman H，Deiseroth A，et al. Personalized exercise prescription in the prevention and treatment of arterial hypertension：a Consensus Document from the European Association of Preventive Cardiology（EAPC）and the ESC Council on Hypertension. Eur J Prew Cardiol，29（1）：205-215.

## （三）超重、肥胖、向心性肥胖和腰臀比异常

### 1. 概述

肥胖是一种复杂的慢性代谢性疾病，以体内脂肪细胞的体积和细胞数异常增加为特点。肥胖不只是由单一因素引起的，而是遗传、环境和生活方式等多种因素共同作用的结果。随着社会经济的发展与人群生活方式的改变，肥胖的患病率迅速上升，目前全球超过 1/3 的人口被归为超重或肥胖[1]。肥胖是代谢性疾病（包括代谢综合征、血脂异常、2 型糖尿病、高血压等）的主要风险因素，并且是心血管事件及死亡的独立危险因素之一[2~4]。《中国居民营养与慢性病状况报告（2020 年）》显示，中国成年居民超重、肥胖率超过 50%，已成为我国严重的公共卫生问题[5]。

肥胖被定义为身体脂肪过多导致的健康受损，在临床实践中通常用体重指数（body mass index，BMI）

来评估，该指数用体重（千克）除以身高（米）的平方来表示（kg/m²）。BMI 兼顾体重和身高两个因素，主要反映全身性的超重和肥胖，即反映的是体内脂肪总量。根据《中国成人超重和肥胖症预防控制指南》推荐的分类标准，超重、肥胖的定义如下：BMI<18.5kg/m² 为偏瘦，24kg/m²≤BMI<28kg/m² 为超重，BMI≥28kg/m² 为肥胖。尽管 BMI 是应用最广泛的评价肥胖的身体测量指标，但研究发现，肥胖的代谢风险在很大程度上取决于体重分布，其中内脏脂肪组织而非皮下脂肪与肥胖并发症（如 2 型糖尿病、非酒精性脂肪肝、心血管疾病和某些类型的癌症）密切相关[1]。腰围（waist circumference，WC）和腰臀比（waist-to-hip ratio，WHpR）作为评价内脏脂肪的身体测量指标，被广泛应用于人群。根据《中国 2 型糖尿病防治指南（2020年版）》推荐的分类标准，向心性肥胖的定义为男性腰围≥90cm、女性腰围≥85cm。根据亚洲肥胖协作组推荐的分类标准，腰臀比异常的定义为男性的腰臀比大于 0.9，女性腰臀比大于 0.8。

### 2. 超重、肥胖、向心性肥胖和腰臀比异常检出情况

2022 年体检数据显示，总体超重检出率为 27.02%，男性超重检出率为 32.97%，女性超重检出率为 20.87%。总体肥胖检出率为 13.92%，男性肥胖检出率为 18.22%，女性肥胖检出率为 9.48%。总体向心性肥胖检出率为 9.68%，男性向心性肥胖检出率为 12.60%，女性向心性肥胖检出率为 7.04%。总体腰臀比异常检出率为 11.80%，男性腰臀比异常检出率为 15.25%，女性腰臀比异常检出率为 8.67%。具体情况详见表 4-23～表 4-28 和图 4-8～图 4-11。2018～2022 年总体人群超重、肥胖、向心性肥胖和腰臀比检出趋势见图 4-12～图 4-15。

表 4-23　2022 年北京市各年龄段超重和肥胖检出情况

| 年龄/岁 | 体检人数/人 | 超重人数/人 | 肥胖人数/人 | 超重检出率/% | 肥胖检出率/% |
| --- | --- | --- | --- | --- | --- |
| 合计 | 3 467 715 | 937 106 | 482 747 | 27.02 | 13.92 |
| 18～29 | 683 150 | 133 243 | 70 750 | 19.50 | 10.36 |
| 30～39 | 1 062 418 | 258 688 | 138 655 | 24.35 | 13.05 |
| 40～49 | 734 789 | 217 957 | 118 985 | 29.66 | 16.19 |
| 50～59 | 522 968 | 172 980 | 83 453 | 33.08 | 15.96 |
| 60～69 | 291 947 | 97 183 | 44 451 | 33.29 | 15.23 |
| 70～79 | 124 118 | 41 932 | 19 954 | 33.78 | 16.08 |
| ≥80 | 48 325 | 15 123 | 6 499 | 31.29 | 13.45 |

表 4-24　2022 年北京市男性各年龄段超重和肥胖检出情况

| 年龄/岁 | 体检人数/人 | 超重人数/人 | 肥胖人数/人 | 超重检出率/% | 肥胖检出率/% |
| --- | --- | --- | --- | --- | --- |
| 合计 | 1 763 750 | 581 504 | 321 280 | 32.97 | 18.22 |
| 18～29 | 338 315 | 86 721 | 50 428 | 25.63 | 14.91 |
| 30～39 | 540 012 | 174 419 | 99 931 | 32.30 | 18.51 |
| 40～49 | 371 228 | 131 824 | 78 875 | 35.51 | 21.25 |
| 50～59 | 283 111 | 105 051 | 54 524 | 37.11 | 19.26 |
| 60～69 | 145 202 | 53 445 | 24 390 | 36.81 | 16.80 |
| 70～79 | 59 847 | 21 441 | 9 662 | 35.83 | 16.14 |
| ≥80 | 26 035 | 8 603 | 3 470 | 33.04 | 13.33 |

表 4-25　2022 年北京市女性各年龄段超重和肥胖检出情况

| 年龄/岁 | 体检人数/人 | 超重人数/人 | 肥胖人数/人 | 超重检出率/% | 肥胖检出率/% |
| --- | --- | --- | --- | --- | --- |
| 合计 | 1 703 965 | 355 602 | 161 467 | 20.87 | 9.48 |
| 18～29 | 344 835 | 46 522 | 20 322 | 13.49 | 5.89 |
| 30～39 | 522 406 | 84 269 | 38 724 | 16.13 | 7.41 |

| 年龄/岁 | 体检人数/人 | 超重人数/人 | 肥胖人数/人 | 超重检出率/% | 肥胖检出率/% |
|---|---|---|---|---|---|
| 40～49 | 363 561 | 86 133 | 40 110 | 23.69 | 11.03 |
| 50～59 | 239 857 | 67 929 | 28 929 | 28.32 | 12.06 |
| 60～69 | 146 745 | 43 738 | 20 061 | 29.81 | 13.67 |
| 70～79 | 64 271 | 20 491 | 10 292 | 31.88 | 16.01 |
| ≥80 | 22 290 | 6 520 | 3 029 | 29.25 | 13.59 |

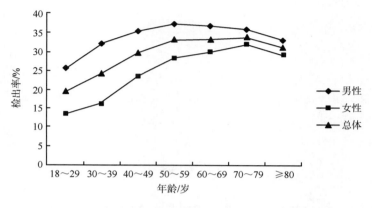

图 4-8　2022 年北京市各年龄段超重检出情况

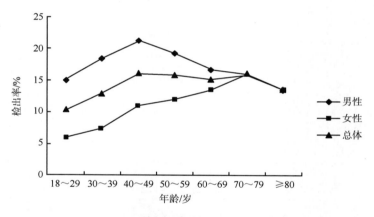

图 4-9　2022 年北京市各年龄段肥胖检出情况

表 4-26　2022 年北京市各年龄段向心性肥胖和腰臀比异常检出情况

| 年龄/岁 | 体检人数/人 | 向心性肥胖人数/人 | 腰臀比异常人数/人 | 向心性肥胖检出率/% | 腰臀比异常检出率/% |
|---|---|---|---|---|---|
| 合计 | 1 090 568 | 105 615 | 128 658 | 9.68 | 11.80 |
| 18～29 | 203 398 | 13 236 | 12 190 | 6.51 | 5.99 |
| 30～39 | 317 558 | 25 579 | 29 895 | 8.05 | 9.41 |
| 40～49 | 231 901 | 23 322 | 27 248 | 10.06 | 11.75 |
| 50～59 | 175 221 | 22 188 | 27 971 | 12.66 | 15.96 |
| 60～69 | 101 771 | 13 412 | 18 675 | 13.18 | 18.35 |
| 70～79 | 43 392 | 5 933 | 8 584 | 13.67 | 19.78 |
| ≥80 | 17 327 | 1 945 | 4 095 | 11.23 | 23.63 |

表 4-27　2022 年北京市男性各年龄段向心性肥胖和腰臀比异常检出情况

| 年龄/岁 | 体检人数/人 | 向心性肥胖人数/人 | 腰臀比异常人数/人 | 向心性肥胖检出率/% | 腰臀比异常检出率/% |
|---|---|---|---|---|---|
| 合计 | 517 850 | 65 272 | 78 993 | 12.60 | 15.25 |
| 18～29 | 90 057 | 8 790 | 8 129 | 9.76 | 9.03 |
| 30～39 | 144 305 | 17 320 | 19 789 | 12.00 | 13.71 |
| 40～49 | 108 452 | 14 927 | 17 408 | 13.76 | 16.05 |
| 50～59 | 95 008 | 13 954 | 17 973 | 14.69 | 18.92 |
| 60～69 | 49 754 | 6 712 | 9 704 | 13.49 | 19.50 |
| 70～79 | 20 737 | 2 623 | 3 805 | 12.65 | 18.35 |
| ≥80 | 9 537 | 946 | 2 185 | 9.92 | 22.91 |

表 4-28　2022 年北京市女性各年龄段向心性肥胖和腰臀比异常检出情况

| 年龄/岁 | 体检人数/人 | 向心性肥胖人数/人 | 腰臀比异常人数/人 | 向心性肥胖检出率/% | 腰臀比异常检出率/% |
|---|---|---|---|---|---|
| 合计 | 572 718 | 40 343 | 49 665 | 7.04 | 8.67 |
| 18～29 | 113 341 | 4 446 | 4 061 | 3.92 | 3.58 |
| 30～39 | 173 253 | 8 259 | 10 106 | 4.77 | 5.83 |
| 40～49 | 123 449 | 8 395 | 9 840 | 6.80 | 7.97 |
| 50～59 | 80 213 | 8 234 | 9 998 | 10.27 | 12.46 |
| 60～69 | 52 017 | 6 700 | 8 971 | 12.88 | 17.25 |
| 70～79 | 22 655 | 3 310 | 4 779 | 14.61 | 21.09 |
| ≥80 | 7 790 | 999 | 1 910 | 12.82 | 24.52 |

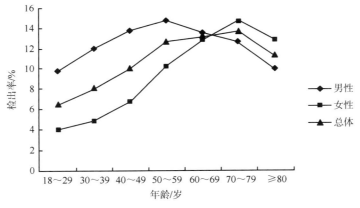

图 4-10　2022 年北京市各年龄段向心性肥胖检出情况

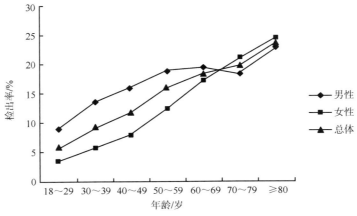

图 4-11　2022 年北京市各年龄段腰臀比异常检出情况

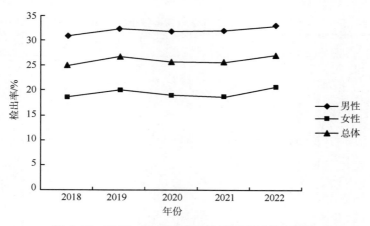

图 4-12　2018~2022 年北京市人群超重检出趋势

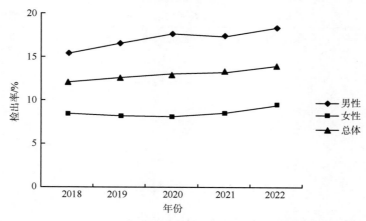

图 4-13　2018~2022 年北京市人群肥胖检出趋势

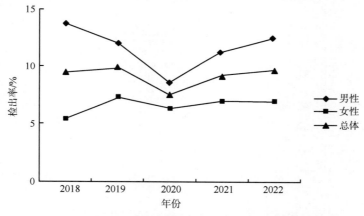

图 4-14　2018~2022 年北京市人群向心性肥胖检出趋势

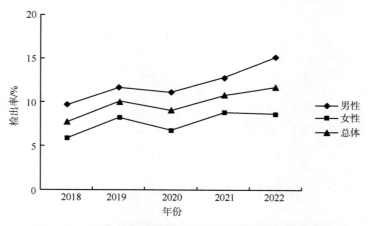

图 4-15　2018~2022 年北京市人群腰臀比异常检出趋势

## 3. 分析

本次统计结果显示，对超重和肥胖来说，总体检人数为 3 467 715 人，其中男性体检人数为 1 763 750 人（50.86%），女性体检人数为 1 703 965 人（49.14%）。总体人群、男性人群及女性人群超重检出率分别为 27.02%、32.97% 及 20.87%，男性检出率高于女性；总体人群、男性人群及女性人群肥胖检出率分别为 13.92%、18.22% 及 9.48%，男性检出率高于女性。对向心性肥胖和腰臀比异常来说，总体检人数为 1 090 568 人，其中男性体检人数为 517 850 人（47.48%），女性体检人数为 572 718 人（52.52%）。总体人群、男性人群及女性人群向心性肥胖检出率分别为 9.68%、12.60% 及 7.04%，男性检出率高于女性；总体人群、男性人群及女性人群腰臀比异常检出率分别为 11.80%、15.25% 及 8.67%，男性检出率高于女性。从上述图表可以看出，男性人群的超重检出率在 18～59 岁均随年龄增长而呈现升高趋势，在 60 岁以后呈现下降趋势；女性人群的超重检出率在 18～79 岁均随年龄增长而呈现升高趋势，在 ≥80 岁人群中检出率出现下降。男性人群肥胖检出率在 18～49 岁均随年龄增长而呈现升高趋势，在 50 岁以后呈现下降趋势；女性人群肥胖检出率在 18～79 岁均随年龄增长而呈现升高趋势，在 ≥80 岁人群中检出率下降。男性人群的向心性肥胖检出率在 18～59 岁均随年龄增长而呈现升高趋势，在 60 岁以后呈现下降趋势；女性人群的向心性肥胖检出率在 18～79 岁均随年龄增长而呈现升高趋势，在 ≥80 岁人群中检出率下降。男性人群的腰臀比异常检出率随年龄增长整体呈现升高趋势，但在 70～79 岁人群中出现检出率降低；女性人群的腰臀比异常检出率随年龄增长而呈现升高趋势。

应用 R 语言 4.2.1 软件对相关数据进行统计学分析，使用 $\chi^2$ 检验对不同性别人群超重、肥胖、向心性肥胖和腰臀比异常检出率进行比较，检验水准 $\alpha$ =0.05。结果如下：男性人群超重检出率（32.97%）显著高于女性人群（20.87%），$\chi^2$ 值为 64 349，$P<0.001$，差异有统计学意义；18～29 岁、30～39 岁、40～49 岁、50～59 岁、60～69 岁、70～79 岁和 ≥80 岁不同年龄段间进行男女比较，$\chi^2$ 值分别为 16 036、37 682、12 297、4527、1 611、215.33 和 80.185，均为 $P<0.001$，差异有统计学意义。男性人群肥胖检出率（18.22%）显著高于女性人群（9.48%），$\chi^2$ 值为 55 243，$P<0.001$，差异有统计学意义；18～29 岁、30～39 岁、40～49 岁、50～59 岁、60～69 岁、70～79 岁和 ≥80 岁不同年龄段间进行男女比较，$\chi^2$ 值分别为 14 940、28 792、14 121、5015.8、552.53、0.38487（$P=0.535$）和 0.679 71（$P=0.410$），除 70～79 岁和 ≥80 岁年龄段外均为 $P<0.001$，差异有统计学意义，70～79 岁和 ≥80 岁年龄段男性和女性人群肥胖检出率差异无统计学意义。

男性人群向心性肥胖检出率（12.60%）显著高于女性人群（7.04%），$\chi^2$ 值为 9612.2，$P<0.001$，差异有统计学意义；18～29 岁、30～39 岁、40～49 岁、50～59 岁、60～69 岁、70～79 岁和 ≥80 岁不同年龄段间进行男女比较，$\chi^2$ 值分别为 2810.1、5564.1、3094、768.6、8.216、35.128 和 36.016，均为 $P<0.01$，差异均有统计学意义。

男性人群腰臀比异常检出率（15.25%）显著高于女性人群（8.67%），$\chi^2$ 值为 11323，$P<0.001$，差异有统计学意义；18～29 岁、30～39 岁、40～49 岁、50～59 岁、60～69 岁、70～79 岁和 ≥80 岁不同年龄段间进行男女比较，$\chi^2$ 值分别为 2638.4、5732.1、3634.6、1349.6、86.362、51.267 和 6.0528，均为 $P<0.05$，差异有统计学意义。

18～59 岁男性人群，超重检出率随着年龄的增长呈升高趋势，可能是受到了代谢率减慢和生活方式等因素的影响；然而，在 60 岁以后，超重检出率开始下降，这可能是因为年龄增长导致的肌肉质量减少和身体活动水平降低。18～79 岁女性人群，超重检出率随着年龄的增长呈升高趋势，可能是受到了代谢率、激素变化和生活方式等因素影响；然而，在 ≥80 岁人群中，超重检出率开始下降，这可能是因为身体代谢变化、营养摄入减少及年龄相关健康问题。相关结果提示应注重在青年及中年人群中开展肥胖的预防控制工作。

## 4. 健康管理建议

近年来，我国成人的超重肥胖率呈现快速增长趋势，超重肥胖相关性疾病如高血压、糖尿病和脂质异常等的患病率日益增加[5]。肥胖管理的目标是改善身体健康状况。既往研究显示，持续减重超过体重的 10%，可改善许多与肥胖相关的并发症（包括预防和控制 2 型糖尿病、高血压、脂肪肝和阻塞性睡眠呼吸暂停），并提高生活质量[6]。减轻体重并长期维持是肥胖管理的主要挑战，肥胖的治疗需要采取长期、多模式的方法，同时考虑到每个人的治疗目标及不同疗法的益处和风险。建议实施综合性的健康管理方案，以期获得更好的减重效果[7]。

综合性的健康管理方案包括健康教育、科学饮食与运动、设立减重目标和电话访问等干预措施。这种减重方案的主要特点是在干预期内对受试者进行饮食、行为和运动的动态监督与指导，在一定程度上提高研究对象依从性，从而弥补健康教育等单一干预措施因研究对象依从性差而导致减重效果较差的缺陷。具体包括：

（1）膳食指导与饮食行为矫正课程，关注饮食和运动是管理体重的关键。建议制订健康的饮食计划，包括确保营养摄入的均衡性和多样性，减少高热量和高脂肪食物的摄入。

（2）2 周一次的体力活动监测，增加身体活动水平，包括进行有氧运动和力量训练，以帮助燃烧多余的脂肪和增加肌肉质量。

（3）每周一次的电话访问，询问饮食、运动行为与问题解答。

（4）每周一次的周记记录，主要记录每周饮食和体力活动情况。

（5）行为矫正目标（3-2-1-0）："3" 代表每天至少吃 3 拳头大小的蔬菜，"2" 代表每天吃肉不超过 2 个手掌心大小，"1" 代表每天至少 10 000 步以上的运动量，"0" 代表每天不吃含糖零食。

## 参 考 文 献

[1] Zhang X，Ha S，Lau HC，et al. Excess body weight：Novel insights into its roles in obesity comorbidities. Semin Cancer Biol，2023；92：16-27.

[2] Kim MS，Kim WJ，Khera AV，et al. Association between adiposity and cardiovascular outcomes：an umbrella review and meta-analysis of observational and Mendelian randomization studies. Eur Heart J，2021，42（34）：3388-3403.

[3] 陈祚，李苏宁，王馨，等. 我国中年人群高血压、超重和肥胖的发病率及其与心血管事件的关系. 中华心血管病杂志，2020，28（11）：47-53.

[4] Xia JY，Lloyd-Jones DM，Khan SS. Association of body mass index with mortality in cardiovascular disease：New insights into the obesity paradox from multiple perspectives. Trends Cardiovasc Med，2019，29（4）：220-225.

[5] 佚名. 中国居民营养与慢性病状况报告（2020 年）. 营养学报，2020，42（6）：521.

[6] Perdomo CM，Cohen RV，Sumithran P，et al. Contemporary medical，device，and surgical therapies for obesity in adults. Lancet，2023，401（10382）：1116-1130.

[7] Pan XF，Wang L，Pan A. Epidemiology and determinants of obesity in China. Lancet Diabetes Endocrinol，2021，9（6）：373-392.

# （四）脂肪肝

## 1. 概述

非酒精性脂肪性肝病（non-alcoholic fatty liver disease，NAFLD；以下简称脂肪肝）是一种与胰岛素抵抗和遗传易感性密切相关的代谢应激性肝损伤[1]。我国成人脂肪肝的发病率为 30% 以上，预计 2030 年中国脂肪肝患者总数将达到 3.15 亿，累计死亡人数达到 10.38 万[2]。总体表现为高发生率、年轻化、男性高于女性，华北地区和高收入地区发病率较高[3]。2020 年 3 月，多位国际知名肝病专家联合提出了代谢相关脂肪性肝病（metabolic associated fatty liver disease，MAFLD）的新概念[4]，用以代替 NAFLD。MAFLD 强调胰岛素抵抗和代谢异常是疾病发生的主要机制，突出了临床上通常所谓 "脂肪肝" 的基本特征。MAFLD不再是一个排他性名称，因而得到世界范围内大多数专家的认同，中华医学会肝病学分会也发表了立场文件，支持新的命名[5]。

脂肪肝与肥胖、代谢综合征、2 型糖尿病互相影响，共同促进了代谢性炎症与代谢功能障碍相关的肝硬化、心脑血管疾病、慢性肾病及结直肠肿瘤等发病。研究表明，逆转脂肪肝也能够降低代谢相关疾病的发生率[6]。因此，及时诊断脂肪肝并加以干预尤为重要。

## 2. 脂肪肝检出情况

脂肪肝在男性前十位重大异常指标中排第三位，在女性前十位重大异常指标中排第十位，说明本病男性患病率较女性更高。具体情况详见表 4-29～表 4-31、图 4-16、图 4-17。

表 4-29　2022 年北京市各年龄段脂肪肝检出情况

| 年龄/岁 | 体检人数/人 | 脂肪肝人数/人 | 检出率/% |
| --- | --- | --- | --- |
| 合计 | 3 111 120 | 751 606 | 24.16 |
| 18～29 | 548 375 | 76 394 | 13.93 |
| 30～39 | 956 320 | 208 640 | 21.82 |
| 40～49 | 674 667 | 182 671 | 27.08 |
| 50～59 | 477 144 | 145 702 | 30.54 |
| 60～69 | 281 514 | 90 161 | 32.03 |
| 70～79 | 123 550 | 36 819 | 29.80 |
| ≥80 | 49 550 | 11 219 | 22.64 |

表 4-30　2022 年北京市男性各年龄段脂肪肝检出情况

| 年龄/岁 | 体检人数/人 | 脂肪肝人数/人 | 检出率/% |
| --- | --- | --- | --- |
| 合计 | 1 568 672 | 501 402 | 31.96 |
| 18～29 | 267 841 | 56 066 | 20.93 |
| 30～39 | 477 278 | 153 311 | 32.12 |
| 40～49 | 340 251 | 126 590 | 37.20 |
| 50～59 | 259 447 | 93 632 | 36.09 |
| 60～69 | 138 967 | 48 313 | 34.77 |
| 70～79 | 58 735 | 17 511 | 29.81 |
| ≥80 | 26 153 | 5 979 | 22.86 |

表 4-31　2022 年北京市女性各年龄段脂肪肝检出情况

| 年龄/岁 | 体检人数/人 | 脂肪肝人数/人 | 检出率/% |
| --- | --- | --- | --- |
| 合计 | 1 542 448 | 250 204 | 16.22 |
| 18～29 | 280 534 | 20 328 | 7.25 |
| 30～39 | 479 042 | 55 329 | 11.55 |
| 40～49 | 334 416 | 56 081 | 16.77 |
| 50～59 | 217 697 | 52 070 | 23.92 |
| 60～69 | 142 547 | 41 848 | 29.36 |
| 70～79 | 64 815 | 19 308 | 29.79 |
| ≥80 | 23 397 | 5 240 | 22.40 |

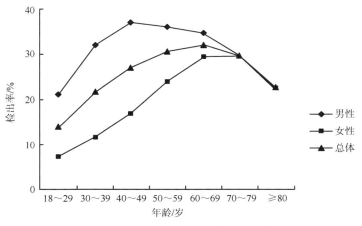

图 4-16　2022 年北京市各年龄段脂肪肝检出情况

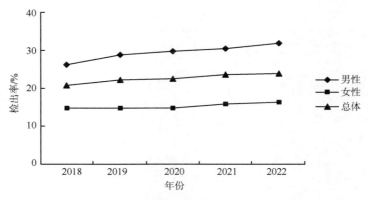

图 4-17　2018～2022 年北京市脂肪肝检出情况

### 3. 分析

2018～2022 年，北京市脂肪肝检出率总体呈上升趋势，男性人群脂肪肝检出率均远高于女性。2022 年北京市脂肪肝共检出 751 606 人，其中男性 501 402 人，女性 250 204 人。总体人群、男性人群及女性人群脂肪肝检出率分别为 24.16%、31.96% 及 16.22%。

男性人群脂肪肝检出率明显高于女性，但不同年龄段人群检出率分布不同。男性人群的脂肪肝检出率在 18～49 岁随年龄增长呈升高趋势，在 ≥50 岁人群中呈下降趋势。女性人群的脂肪肝检出率在 18～79 岁随着年龄增长呈升高趋势，在 ≥80 岁人群中呈下降趋势。不同性别检出率的差异在 70 岁以后逐渐减小。

应用 SPSS25.0 软件对相关数据进行统计学分析，使用 $\chi^2$ 检验，以 $P<0.05$ 为差异有统计学意义。结果如下：男性人群脂肪肝检出率（31.96%）明显高于女性人群（16.22%），$\chi^2$ 值为 105 191.300，$P<0.0001$，差异有统计学意义；此外，在 18～29 岁、30～39 岁、40～49 岁、50～59 岁、60～69 岁不同年龄段间进行男女比较，$\chi^2$ 值分别为 21 405.931、59 318.330、35 669.448、8265.981、945.508，$P$ 均 $<0.0001$，差异有统计学意义。本调查结果显示同一年龄组男性检出率均高于女性，其中男性在 40～49 岁年龄段检出率最高，女性在 70～79 岁年龄段检出率最高，在 70 岁之后，男性和女性的检出率基本相同。该结果与流行病学调查略有差异[9]，即脂肪肝流行率最高的年龄段在男性为 50～60 岁，女性为 69～70 岁，此后流行率开始下降。提示男性群体脂肪肝的发病有年轻化趋势，绝经期后女性脂肪肝发病率增加。因此，应密切监测该部分人群脂肪肝的发生和发展。

### 4. 健康管理建议

（1）重度肝脏脂肪变、转氨酶升高、短期内体重增加过快、合并肥胖及 2 型糖尿病、高血压等代谢性疾病的患者是脂肪肝发展为肝硬化和肝癌的高危人群，建议到医院进一步检查[7]。

（2）减少体重和腰围是脂肪肝及其合并症最为重要的治疗措施。建议通过膳食管理和加强锻炼进行减重[8]。1 年内减重 3%～5% 可以逆转单纯性脂肪肝，减重 7%～10% 能显著降低血清转氨酶并改善脂肪性肝炎，减重 10% 以上可能逆转肝纤维化[9]。与体重降低同样重要的是体重维持，至少维持一年以上。

1）控制总能量摄入量和调整膳食结构：建议总摄入能量每日减少 500～1000 千卡；调整膳食结构，限制脂肪和碳水化合物摄入，保证蛋白质摄入。限制含糖饮料、糕点和深加工精致食品，增加全谷类食物、ω-3 脂肪酸及膳食纤维摄入；一日三餐定时适量，严格控制晚餐的能量和晚餐后进食行为。

2）避免久坐少动，进行中等强度有氧运动，每周 150min，并配合抗阻运动。建议根据患者兴趣并以能够坚持为原则选择体育锻炼方式，以增加骨骼肌质量和防治肌少症。

3）限制饮酒量，并严格避免过量饮酒；多饮咖啡和茶可能有助于脂肪肝患者康复。

4）合并脂肪性肝炎、肝纤维化或者无法控制体重时，可配合药物治疗和减重手术治疗。

（张　晶）

## 参 考 文 献

[1] 中华医学会肝病学分会脂肪肝和酒精性肝病学组，中国医师协会脂肪性肝病专家委员会. 非酒精性脂肪性肝病防治指南（2018 年更新版）. 临床肝胆病杂志，2018，34（5）：947-957.

[2] Estes C，Anstee QM，Arias-Loste MT，et al. Modeling NAFLD disease burden in China，France，Germany，Italy，Japan，Spain，United Kingdom，and United States for the period 2016—2030. J Hepatol，2018，69（4）：896-904.

[3] Wu Y，Zheng Q，Zou B，et al. The epidemiology of NAFLD in mainland China* with analysis by adjusted gross regional domestic product：a meta-analysis. Hepatol Int，2020，14（2）：259-269.

[4] Eslam M，Newsome PN，Sarin SK，et al. A new definition for metabolic dysfunction-associated fatty liver disease：An international expert consensus statement. J Hepatol，2020，73（1）：202-209.

[5] Nan Y，An J，Bao J，et al. The Chinese Society of Hepatology position statement on the redefinition of fatty liver disease. J Hepatol，2021，75（2）：454-461.

[6] Tsamos G，Vasdeki D，Koufakis T，et al. Therapeutic potentials of reducing liver fat in non-alcoholic fatty liver disease：Close association with type 2 diabetes. Metabolites，2023，13（4）：517.

[7] 牛春燕，陈跃，宋用强. 初级保健和内分泌临床中非酒精性脂肪肝诊断和治疗的临床实践指南要点与解读. 实用医学杂志，2023，39（3）：267-272.

[8] Romero-Gómez M，Zelber-Sagi S，Trenell M. Treatment of NAFLD with diet，physical activity and exercise. J Hepatol，2017，67（4）：829-846.

[9] Zhang HJ，Pan LL，Ma ZM，et al. Long-term effect of exercise on improving fatty liver and cardiovascular risk factors in obese adults：A 1-year follow-up study. Diabetes Obes Metab，2017，19（2）：284-289.

* "mainland China" 规范表述为 "Chinese mainland"，此处表述不代表本书观点。

## （五）骨量减少和骨质疏松

### 1. 概述

骨质疏松（osteoporosis）是一种以骨量低下、骨组织微结构损坏，导致骨脆性增加，易发生骨折为特征的全身性骨病。2001 年美国国立卫生研究院（NIH）将其定义为以骨强度下降和骨折风险增加为特征的骨骼疾病。骨质疏松可发生于任何年龄，但多见于绝经后女性和老年男性。依据病因，骨质疏松分为原发性和继发性两大类。原发性骨质疏松包括绝经后骨质疏松（Ⅰ型）、老年骨质疏松（Ⅱ型）和特发性骨质疏松（青少年型）。绝经后骨质疏松一般发生在女性绝经后 5～10 年；老年骨质疏松一般指 70 岁以后发生的骨质疏松；特发性骨质疏松主要发生在青少年，病因尚未明。继发性骨质疏松指由影响骨代谢的疾病或药物或其他明确病因导致的骨质疏松[1]。双能 X 线吸收检测法（dual energy X-ray absorptiometry，DXA）是临床和科研最常用的骨密度测量方法，可用于骨质疏松的诊断、骨折风险性预测和药物疗效评估，也是流行病学研究常用的骨骼评估方法[2]。根据世界卫生组织（WHO）的诊断标准，测得的骨密度低于同性别峰值骨密度均值的 2.5 个标准差（T 值≤-2.5）则诊断为骨质疏松，低于同性别峰值骨密度的 1～2.5 个标准差（-2.5＜T 值＜-1.0）为低骨量（骨量减少），低于同性别峰值骨密度不足 1 个标准差（T 值≥-1.0）为正常[3]。

骨量减少是临床骨质疏松发生前的必经阶段，其最严重的危害就是骨折，一旦发生骨折，则需长期治疗。骨质疏松与年龄增加相关[4]，随着我国人口老龄化加剧，骨质疏松已成为最常见的骨骼疾病，亦是脆性骨折的高危因素[5]。第七次全国人口普查显示，我国 60 岁以上人口为 2.64 亿（约占总人口的 18.7%），65 岁以上人口超过 1.9 亿（约占总人口的 13.5%），是全球老年人口最多的国家[6]。全国骨质疏松流行病学调查显示，50 岁以上人群骨质疏松患病率为 19.2%，其中女性为 32.1%，男性为 6.9%；65 岁以上人群骨质疏松患病率为 32.0%，其中女性为 51.6%，男性为 10.7%。根据以上流行病学资料估算，目前我国骨质疏松患病人数约为 9000 万，其中女性约 7000 万[1]。由于高龄骨折的高致残率、高死亡率和高额的经济负担对家庭和社会都有极大的危害，骨质疏松的早期诊断和健康干预具有重要意义。骨密度的测定是诊断骨质疏松最常用的方法。

### 2. 骨量减少/骨质疏松检出情况

（1）2022 年全市骨密度检测人数 924 898 人，其中男性 463 305 人，女性 461 593 人。骨量减少检出 143 105 人，总体检出率 15.47%。男性骨量减少检出率（20.06%）高于女性检出率（10.87%）。具体见表 4-32～表 4-34。纵观 2022 年各年龄段骨量减少情况，男性骨量减少检出率总体高于女性（≥70 岁人群除外），而女性骨量减少检出率随年龄增长的速度高于男性，在 70～79 岁年龄组中，女性骨量减少检出率开始高于男性。具体见图 4-18。

表 4-32    2022 年北京市各年龄段骨量减少检出情况

| 年龄/岁 | 体检人数/人 | 骨量减少人数/人 | 检出率/% |
| --- | --- | --- | --- |
| 合计 | 924 898 | 143 105 | 15.47 |
| 18~29 | 105 740 | 6 840 | 6.47 |
| 30~39 | 219 270 | 19 725 | 9.00 |
| 40~49 | 220 271 | 26 826 | 12.18 |
| 50~59 | 187 059 | 34 247 | 18.31 |
| 60~69 | 121 311 | 30 960 | 25.52 |
| 70~79 | 49 998 | 16 577 | 33.16 |
| ≥80 | 21 249 | 7 930 | 37.32 |

表 4-33    2022 年北京市男性各年龄段骨量减少检出情况

| 年龄/岁 | 体检人数/人 | 骨量减少人数/人 | 检出率/% |
| --- | --- | --- | --- |
| 合计 | 463 305 | 92 945 | 20.06 |
| 18~29 | 48 798 | 5 383 | 11.03 |
| 30~39 | 107 835 | 15 580 | 14.45 |
| 40~49 | 107 930 | 20 403 | 18.90 |
| 50~59 | 101 887 | 23 214 | 22.78 |
| 60~69 | 60 575 | 16 467 | 27.18 |
| 70~79 | 24 637 | 7 919 | 32.14 |
| ≥80 | 11 643 | 3 979 | 34.18 |

表 4-34    2022 年北京市女性各年龄段骨量减少检出情况

| 年龄/岁 | 体检人数/人 | 骨量减少人数/人 | 检出率/% |
| --- | --- | --- | --- |
| 合计 | 461 593 | 50 160 | 10.87 |
| 18~29 | 56 942 | 1 457 | 2.56 |
| 30~39 | 111 435 | 4 145 | 3.72 |
| 40~49 | 112 341 | 6 423 | 5.72 |
| 50~59 | 85 172 | 11 033 | 12.95 |
| 60~69 | 60 736 | 14 493 | 23.86 |
| 70~79 | 25 361 | 8 658 | 34.14 |
| ≥80 | 9 606 | 3 951 | 41.13 |

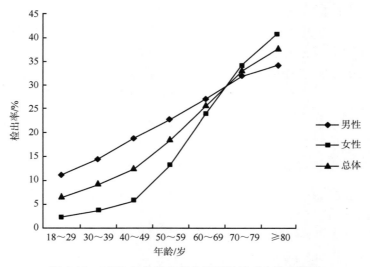

图 4-18    2022 年北京市各年龄段骨量减少检出情况

（2）骨质疏松情况：北京市骨质疏松共检出 119 094 人，总体检出率 12.87%。女性骨质疏松检出率（17.98%）高于男性（7.79%）。具体见表 4-35～表 4-37。在北京市各年龄段骨质疏松检出情况中，女性骨质疏松检出率始终高于男性，并且随着年龄的增长，女性和男性骨质疏松检出率的差距进一步加大，而在 80 岁以上年龄组中差距开始缩小。具体见图 4-19。

表 4-35　2022 年北京市各年龄段骨质疏松检出情况

| 年龄/岁 | 体检人数/人 | 骨质疏松人数/人 | 检出率/% |
|---|---|---|---|
| 合计 | 924 898 | 119 049 | 12.87 |
| 18～29 | 105 740 | 6 505 | 6.15 |
| 30～39 | 219 270 | 19 187 | 8.75 |
| 40～49 | 220 271 | 22 318 | 10.13 |
| 50～59 | 187 059 | 27 475 | 14.69 |
| 60～69 | 121 311 | 25 526 | 21.04 |
| 70～79 | 49 998 | 12 591 | 25.18 |
| ≥80 | 21 249 | 5 447 | 25.63 |

表 4-36　2022 年北京市男性各年龄段骨质疏松检出情况

| 年龄/岁 | 体检人数/人 | 骨质疏松人数/人 | 检出率/% |
|---|---|---|---|
| 合计 | 463 305 | 36 073 | 7.79 |
| 18～29 | 48 798 | 1 827 | 3.74 |
| 30～39 | 107 835 | 5 148 | 4.77 |
| 40～49 | 107 930 | 6 089 | 5.64 |
| 50～59 | 101 887 | 8 067 | 7.92 |
| 60～69 | 60 575 | 7 444 | 12.29 |
| 70～79 | 24 637 | 4 586 | 18.61 |
| ≥80 | 11 643 | 2 912 | 25.01 |

表 4-37　2022 年北京市女性各年龄段骨质疏松检出情况

| 年龄/岁 | 体检人数/人 | 骨质疏松人数/人 | 检出率/% |
|---|---|---|---|
| 合计 | 461 593 | 82 976 | 17.98 |
| 18～29 | 56 942 | 4 678 | 8.22 |
| 30～39 | 111 435 | 14 039 | 12.60 |
| 40～49 | 112 341 | 16 229 | 14.45 |
| 50～59 | 85 172 | 19 408 | 22.79 |
| 60～69 | 60 736 | 18 082 | 29.77 |
| 70～79 | 25 361 | 8 005 | 31.56 |
| ≥80 | 9 606 | 2 535 | 26.39 |

## 3. 分析

应用 SPSS25.0 软件对相关数据进行统计学分析，使用 $\chi^2$ 检验，以 $P<0.05$ 为差异有统计学意义。结果如下：2022 年在总人群中，≥80 岁年龄段人群骨量减少检出率最高，为 37.32%；18～29 岁人群骨量减少检出率最低，为 6.47%，$\chi^2=16\ 384.276$，$P<0.001$。2022 年在总人群中，≥80 岁人群骨质疏松检出率最高，为 25.63%；18～29 岁人群骨质疏松检出率最低，为 6.15%，$\chi^2=7876.707$，$P<0.001$。本次统计结果显示，人群中骨量减少和骨质疏松检出率随年龄增长呈上升趋势。在 70 岁以前各年龄组中男性骨量减少检出率高于女性，而在 ≥70 岁年龄组中女性骨量减少检出率开始超过男性。在各个年龄组中女性骨质疏松检出率均

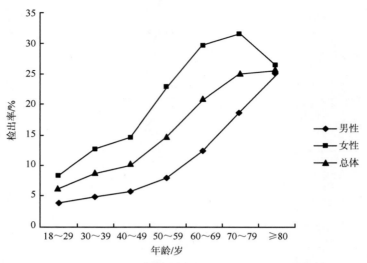

图 4-19　2022 年北京市各年龄段骨质疏松检出情况

高于男性。女性 50 岁前，骨质疏松检出率较低，略高于男性；50 岁后；女性骨质疏松检出率迅速升高，明显高于同年龄组的男性，在 70～79 岁年龄段达到最高峰（31.56%）。主要与该年龄段女性正处于绝经期，绝经后会导致机体雌激素水平明显下降，对成骨细胞刺激减弱，破骨细胞活性增加，骨代谢逐渐呈现负平衡状态，从而加快骨量流失有关[3,7]。北京市 2018～2022 年骨量减少检出率未发现显著规律（表 4-38、图 4-20），但 2018～2022 年骨质疏松检出率整体呈上升趋势（2020 年有下降）（表 4-39、图 4-21）。

表 4-38　2018～2022 年北京市骨量减少检出率

| 年份 | 总体/% | 男性/% | 女性/% |
| --- | --- | --- | --- |
| 2018 | 15.65 | 16.59 | 14.58 |
| 2019 | 15.53 | 18.85 | 11.72 |
| 2020 | 11.99 | 15.72 | 7.87 |
| 2021 | 14.95 | 20.64 | 9.27 |
| 2022 | 15.47 | 20.06 | 10.87 |

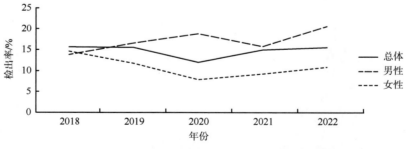

图 4-20　2018～2022 年北京市骨量减少检出情况

表 4-39　2018～2022 年北京市骨质疏松检出率

| 年份 | 总体/% | 男性/% | 女性/% |
| --- | --- | --- | --- |
| 2018 | 9.47 | 7.50 | 11.72 |
| 2019 | 11.95 | 8.04 | 16.43 |
| 2020 | 9.71 | 5.92 | 13.89 |
| 2021 | 12.17 | 7.35 | 16.98 |
| 2022 | 12.87 | 7.79 | 17.98 |

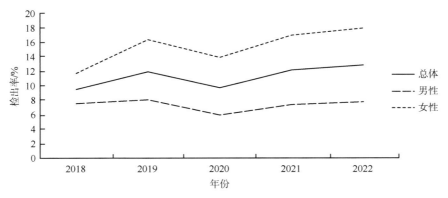

**图 4-21　2018～2022 年北京市骨质疏松检出情况**

### 4. 健康管理建议

骨骼强壮是维持人体健康的关键，骨量减少或骨质疏松在各年龄组人群中均存在，其检出率随年龄增长逐步升高，防治应贯穿于生命全过程。骨质疏松的主要防治目标包括改善骨骼生长发育，促进成年期达到理想的峰值骨量；维持骨量和骨质量，预防增龄性骨丢失；避免跌倒和骨折。骨质疏松初级预防，指尚无骨质疏松但具有骨质疏松危险因素者，应防止或延缓其发展为骨质疏松并避免发生第一次骨折；骨质疏松二级预防和治疗，指已有骨质疏松或已经发生过脆性骨折，防治目的是避免发生骨折或再次骨折。骨质疏松的防治措施主要包括基础措施、药物干预和康复治疗[1]。

建议：

（1）加强宣教。必须强调骨质疏松可防可治，利用各种渠道宣传普及健康知识，提高人群对骨质疏松的认识，积极引导骨质疏松高危人群定期开展骨质疏松体检筛查，实现早期发现。

（2）健康干预。骨量减少和骨质疏松是可预防的疾病。主要防治方法包括运动疗法、营养疗法和药物疗法[8]。中华医学会骨质疏松和骨矿盐疾病分会制定的《原发性骨质疏松症诊疗指南（2022）》提出，对骨量减少人群进行骨折高风险的早期识别，并进行积极合理的干预，对于延缓骨量丢失，防止骨质疏松和脆性骨折的发生有着重要意义。

（3）选用准确有效、简单可行的骨折风险评估方法进行风险评估[3]。推荐使用的风险预测方法包括国际骨质疏松基金会（IOF）骨质疏松风险一分钟测试、亚洲人骨质疏松自我筛查工具（OSTA）及骨折风险评估工具（FRAX）。其中，IOF一分钟测试简单快速，可用于骨质疏松的初步筛查；OSTA基于亚洲国家和地区的研究数据制定，适用于我国绝经后妇女；FRAX是WHO推荐的骨折风险预测工具，需结合部分临床危险因素及骨密度共同评估，计算方法相对复杂，适用于具有骨质疏松骨折危险因素、尚未发生过脆性骨折、未接受过抗骨质疏松药物治疗的低骨量人群[3, 9]。

（4）合理膳食，充足日照，适量锻炼。有研究指出，对于绝经后女性，骨矿物质的增加在很大程度上取决于饮食中钙的充足供应，同时适量的体育活动也能降低骨质流失的速度[10]。可直接暴露于阳光下接受足够紫外线照射，注意避免涂抹防晒霜，但需防止强烈的阳光照射而灼伤皮肤。

（5）中医药治疗。中医学文献中无"骨质疏松"之名，按骨质疏松主要临床表现，中医学中相近的病症有：①骨痿，见于没有明显的临床表现，或仅感觉腰背酸软无力的骨质疏松患者（"腰脊不举，骨枯而髓减"）；②骨痹，症见"腰背疼痛，全身骨痛，身重、四肢沉重难举"的患者。根据中医药"肾主骨""脾主肌肉""气血不通则痛"的理论，骨质疏松以补肾益精、健脾益气、活血祛瘀为基本治法。中药治疗骨质疏松多以改善症状为主，可按病情选用经临床证明有效的中成药[3]。

（6）康复治疗。针对骨质疏松的康复治疗主要包括运动疗法、物理因子治疗、作业疗法及康复工程等[3]。

（亓　攀）

**参 考 文 献**

[1] 中华医学会骨质疏松和骨矿盐疾病分会. 原发性骨质疏松症诊疗指南（2022）. 中国全科医学，2023，26（14）：1671-1691.

[2] 夏维波、章振林，林华，等. 原发性骨质疏松症诊疗指南（2017）. 中国骨质疏松杂志，2019，25（3）：281-309.

[3] 张智海，刘忠厚，李娜，等. 中国人骨质疏松症诊断标准专家共识（第三稿·2014 版）. 中国骨质疏松杂志，2014，20（9）：1007-1010.
[4] Seriolo B，Paolino S，Casabella A，et al. Osteoporosis in the elderly. Aging Clin Exp Res，2013，25（Suppl 1）：S27-S29.
[5] Roux C，Briot K. The crisis of inadequate treatment in osteoporosis. Lancet Rheumatol，2020，2（2）：e110-e119.
[6] 国家统计局，国务院第七次全国人口普查领导小组办公室. 第七次全国人口普查公报（第五号）——人口年龄构成情况.（2021-05-11）.
[7] 穆华颖. 不同时期绝经妇女低雌激素对心血管疾病高危因素及骨密度状况影响研究. 中国妇幼保健，2014，29（27）：4447-4449.
[8] 郑飞波. 老年人骨质疏松症与肌少症的研究与发展. 中国临床医生杂志，2019，47（2）：144-147.
[9] 吕遐，扶琼. 原发性骨质疏松症的研究进展与最新指南解读. 临床内科杂志，2020，37（5）：319-322.
[10] Borer KT. Physical activity in the prevention and amelioration of osteoporosis in women：interaction of mechanical，hormonal and dietary factors. Sports Medicine，2005，35（9）：779-830.

# （六）子宫肌瘤

## 1. 概述

子宫肌瘤是子宫平滑肌组织增生而形成的良性肿瘤，是女性最常见的良性肿瘤[1]。子宫肌瘤的大小、数目及生长的部位可以极不一致而使子宫的大小及形态殊异。按照肿瘤生长部位分为子宫体肌瘤和子宫颈肌瘤，前者约占 90%，后者仅占 10%。根据肌瘤与子宫壁的关系，分为 4 种，即肌壁间肌瘤、黏膜下肌瘤、浆膜下肌瘤及阔韧带肌瘤[2]。研究表明子宫肌瘤早期症状较少，甚至无症状，因而临床真实发病率难以准确估计。据估计，育龄妇女子宫肌瘤的患病率可达 25%[2, 3]，而在围绝经初期女性中其发病率可达 70%[4]。不同地区、不同年龄人群子宫肌瘤的患病率差异很大，国外文献报道，50 岁妇女的子宫肌瘤发病率能达到70%～80%[5]。子宫肌瘤好发于生育年龄，绝经前妇女子宫肌瘤的发病风险随年龄增长而增加，绝经后肌瘤通常会随着子宫的萎缩而逐渐缩小。子宫肌瘤的病因至今仍未明确，可能涉及正常肌层的细胞突变、性激素及局部生长因子间的较为复杂的相互作用。目前分子生物学研究认为，子宫肌瘤是由单克隆平滑肌细胞增殖而成，多发性子宫肌瘤是由不同克隆细胞形成的。近期细胞遗传学研究发现，40%～50%的平滑肌瘤与染色体异常有关[6]。患者常表现为月经过多、盆腔疼痛，育龄期女性多伴发盆腔压迫、尿频、便秘、腹胀及腹部包块[3]。子宫肌瘤的影像学诊断方法主要包括超声、MRI 检查，偶会用到 CT 检查[2]。超声检查是诊断子宫肌瘤的常用方法，具有较高的敏感性和特异性。

## 2. 子宫肌瘤检出情况

2022 年子宫肌瘤在女性体检检出的前十位异常指标中排第 8 位。2022 年各体检单位共对 1 298 216 例女性进行盆腔超声检查，检出子宫肌瘤 216 413 例，检出率为 16.67%。2022 年北京市子宫肌瘤的检出率比 2021 年增加 1.19%，为历史最高检出率水平（表 4-40）。

表 4-40　2013～2022 年北京市子宫肌瘤检出情况

| 年份 | 体检人数/人 | 子宫肌瘤人数/人 | 检出率/% |
| --- | --- | --- | --- |
| 2013 | 1 129 700 | 137 498 | 12.17 |
| 2014 | 1 184 111 | 147 833 | 12.48 |
| 2015 | 1 050 019 | 127 908 | 12.18 |
| 2016 | 1 044 909 | 121 813 | 11.66 |
| 2017 | 1 104 041 | 132 701 | 12.02 |
| 2018 | 1 314 031 | 167 995 | 12.78 |
| 2019 | 1 238 256 | 181 816 | 14.68 |
| 2020 | 902 304 | 123 760 | 13.72 |
| 2021 | 1 486 149 | 230 111 | 15.48 |
| 2022 | 1 298 216 | 216 413 | 16.67 |

2022 年北京市各年龄段子宫肌瘤检出情况如表 4-41 和图 4-22 所示。子宫肌瘤检出率随年龄的增长呈现先升高后下降的趋势，50～59 岁年龄组检出率达到峰值（31.30%）。

表 4-41 2022 年北京市各年龄段子宫肌瘤检出情况

| 年龄/岁 | 体检人数/人 | 子宫肌瘤人数/人 | 检出率/% |
| --- | --- | --- | --- |
| 合计 | 1 298 216 | 216 413 | 16.67 |
| 18～29 | 211 607 | 8 674 | 4.10 |
| 30～39 | 418 055 | 42 768 | 10.23 |
| 40～49 | 292 602 | 70 935 | 24.24 |
| 50～59 | 189 876 | 59 424 | 31.30 |
| 60～69 | 119 901 | 25 688 | 21.42 |
| 70～79 | 50 369 | 7 518 | 14.93 |
| ≥80 | 15 806 | 1 406 | 8.90 |

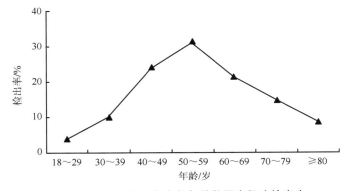

图 4-22 2022 年北京市各年龄段子宫肌瘤检出率

## 3. 分析

子宫肌瘤的确切病因尚未明了，通过流行病学调查对子宫肌瘤有关因素进行分析，包括年龄、种族及遗传因素、生殖因素、激素水平、内分泌干扰物、生活方式及饮食。年龄大、高中以上学历及环境暴露中接触塑料制品、化妆品、食品添加剂，食用植物雌激素含量较高的食物，如豆浆、蜂蜜等的人群更易患子宫肌瘤，可能是子宫肌瘤的危险因素[7]。子宫肌瘤早期无明显症状，患者症状与肌瘤部位、生长速度及肌瘤变性有密切关系[2]。例如，运动和蔬菜水果的摄入是保护性因素，而咖啡因、牛奶和豆奶的摄入及吸烟是子宫肌瘤发生的高危因素[3]。因此，合理膳食、保持良好的运动生活习惯、控制不良情绪、降低环境污染等，对于减少子宫肌瘤的发生和减缓子宫肌瘤的发展具有重要意义。子宫肌瘤的处理包括观察、药物治疗、手术治疗及非手术治疗。虽然子宫肌瘤是一种常见的良性疾病，但由于对患者的影响差异较大，临床上需对患者进行全面、综合的评估，根据肌瘤的分型、大小、患者症状及患者的生育需求等选择合适的治疗方式[8]。

（1）子宫肌瘤是妇科常见的良性肿瘤，早期无症状，需定期体检才能尽早发现。

（2）静待观察：因肌瘤恶变的风险很小，对于无症状的肌瘤可考虑静待观察，3%～7% 的绝经前子宫肌瘤在绝经后半年至 3 年会消退，大部分体积会缩小。

（3）药物治疗：多用于暂时改善患者的症状，如贫血等。适用于围绝经期有症状但不愿意手术治疗者。西药主要有米非司酮、辛伐他汀和阿托伐他汀。中医治疗以扶正祛瘀为基本原则，主要药物有理冲汤、桂枝茯苓汤、血府逐瘀汤、坤泰胶囊等[9]。

（4）手术治疗指征：①子宫肌瘤导致经量过多，继发性贫血；②子宫肌瘤引起腹痛或性交痛、蒂扭转引起的急性腹痛；③子宫肌瘤体积较大出现膀胱、直肠等压迫症状；④因子宫肌瘤造成不孕或复发性流产；⑤疑有肉瘤变。

（5）子宫肌瘤易合并其他妇科疾病，筛查和治疗子宫肌瘤的同时，也需注意其他妇科疾病的治疗。

（韩玉梅）

**参 考 文 献**

[1] 谢幸，孔北华，段涛. 妇产科学. 9 版，北京：人民卫生出版社，2018.

[2] 子宫肌瘤的诊治中国专家共识专家组. 子宫肌瘤的诊治中国专家共识. 中华妇产科杂志，2017，52（12）：793-800.

[3] 汪雯雯，王世宣. 子宫肌瘤诊治相关指南解读. 实用妇产科杂志，2022，38（2）：101-103.

[4] Vilos G A，Allaire C，Laberge P Y，et al. The management of uterine leiomyomas. J Obstet Gynaecol Can，2015，37（2）：157-178.

[5] 刘丽，许艳瑾，尹伶. 我国子宫肌瘤的流行病学特征. 现代预防医学，2014，41（2）：204-207.

[6] 甄珠，张刘，丹华，等. 子宫肌瘤的发病机制和治疗. 中国药物与临床，2022，22（7）：665-669.

[7] 沈杨，许茜，徐洁，等. 子宫肌瘤危险因素的流行病学调查研究. 实用妇产科杂志，2013，29（3）：189-193.

[8] 张慧英，薛凤霞. 子宫肌瘤的分型及临床决策. 中国实用妇科与产科杂志，2019，35（8）：857-860.

[9] 郝雨培，崔妍彧，赵若楠，等. 中药治疗子宫肌瘤的作用机制研究进展. 中国中医药图书情报杂志，2021，45（4）：69-72.

# （七）血尿酸升高

## 1. 概述

尿酸（uric acid，UA）是机体嘌呤分解的终产物，属于小分子物质，在血液中以尿酸盐的游离态形式存在，称为血尿酸（serum uric acid，SUA）。尿酸排泄量降低和（或）合成水平升高可引起血尿酸升高，进而引发高尿酸血症（hyperuricemia，HUA）[1]。

血尿酸升高可导致尿酸盐结晶在人体各组织器官中沉积，进而并发或加重心、脑、肾等脏器疾病，严重危害健康。随着 SUA 水平升高，痛风患病率显著提高，此外超重肥胖、血脂异常、血压和血糖升高等都是尿酸升高的危险因素。HUA 与慢性肾脏病、心血管疾病、代谢综合征等关联紧密，遗传因素也是导致 HAU 的主要原因[1~4]。

随着经济社会的发展和人们生活水平的提高，高尿酸血症患病率呈逐年上升趋势和患病人群呈年轻化趋势，男性高于女性，沿海高于内陆，与性别、年龄、吸烟史、文化程度、民族、年收入和体重指数等因素相关[5]。

## 2. 血尿酸升高检出情况

2022 年，血尿酸检测总人数 2 707 681 人，其中男性为 1 368 192（50.53%）人，女性为 1 339 489（49.47%）人。总体人群、男性人群和女性人群血尿酸升高检出率分别为 17.44%、24.34%和 10.39%。男性人群检出率明显高于女性（70 岁以上年龄组除外），不同年龄段人群检出率分布特征不同。男性 30～39 岁人群为检出高峰。女性人群检出率随年龄增长而呈上升趋势（40～49 岁组稍下降），50 岁以后检出率快速升高。具体情况见表 4-42～表 4-44、图 4-23。

此外，血尿酸升高在男性前十位异常体征指标中连续五年（2018～2022 年）排在第六位，而血尿酸升高未列入女性前十位异常指标（图 4-24）。

表 4-42　2022 年北京市各年龄段血尿酸升高检出情况

| 年龄/岁 | 体检人数/人 | 血尿酸升高人数/人 | 检出率/% |
|---|---|---|---|
| 合计 | 2 707 681 | 472 261 | 17.44 |
| 18～29 | 442 984 | 75 348 | 17.01 |
| 30～39 | 821 079 | 151 928 | 18.50 |
| 40～49 | 599 938 | 104 241 | 17.38 |
| 50～59 | 428 313 | 70 443 | 16.45 |
| 60～69 | 256 343 | 41 449 | 16.17 |
| 70～79 | 112 931 | 19 220 | 17.02 |
| ≥80 | 46 093 | 9 632 | 20.90 |

表 4-43　2022 年北京市男性各年龄段血尿酸升高检出情况

| 年龄/岁 | 体检人数/人 | 血尿酸升高人数/人 | 检出率/% |
|---|---|---|---|
| 合计 | 1 368 192 | 333 067 | 24.34 |
| 18～29 | 219 474 | 55 317 | 25.20 |
| 30～39 | 409 313 | 114 931 | 28.08 |
| 40～49 | 300 283 | 78 005 | 25.98 |
| 50～59 | 234 137 | 48 216 | 20.59 |
| 60～69 | 127 913 | 22 971 | 17.96 |
| 70～79 | 52 653 | 8 872 | 16.85 |
| ≥80 | 24 419 | 4 755 | 19.47 |

表 4-44　2022 年北京市女性各年龄段血尿酸升高检出情况

| 年龄/岁 | 体检人数/人 | 血尿酸升高人数/人 | 检出率/% |
|---|---|---|---|
| 合计 | 1 339 489 | 139 194 | 10.39 |
| 18～29 | 223 510 | 20 031 | 8.96 |
| 30～39 | 411 766 | 36 997 | 8.98 |
| 40～49 | 299 655 | 26 236 | 8.76 |
| 50～59 | 194 176 | 22 227 | 11.45 |
| 60～69 | 128 430 | 18 478 | 14.39 |
| 70～79 | 60 278 | 10 348 | 17.17 |
| ≥80 | 21 674 | 4 877 | 22.50 |

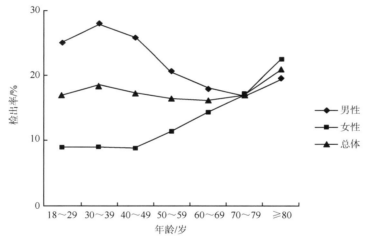

图 4-23　2022 年北京市各年龄段血尿酸升高检出情况

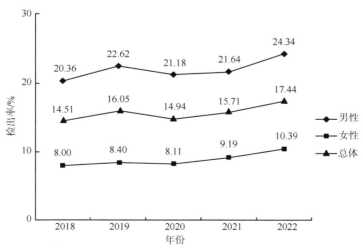

图 4-24　2018～2022 年北京市血尿酸升高检出情况

### 3. 分析

与 2021 年相比，2022 年人群血尿酸升高总体检出率增加了 1.73%，男性和女性人群检出率均较上一年有所上升，分别上升了 2.7% 和 1.2%。男性检出率为 24.34%，女性检出率为 10.39%，男性人群检出率显著高于女性人群，差异具有统计学意义（$\chi^2$=91 498.956，$P<0.01$）。

男性和女性血尿酸升高随年龄变化分别具有不同特征。在 18～29 岁、30～39 岁、40～49 岁、50～59 岁、60～69 岁不同年龄段间进行男女比较，$\chi^2$ 值分别为 20 695.473、49 627.776、30 985.523、6461.731、602.795，$P$ 均<0.01，差异有统计学意义。18～69 岁的五个年龄段间男性检出率都显著高于女性。50 岁是男性重要临界点，50 岁以下人群血尿酸升高检出率高于 50 岁以上人群，可能与其饮酒、高嘌呤食物摄入、久坐、缺乏运动、加班熬夜、社会应酬较多等有关。结果提示，50 岁以下男性人群是重点关注对象。女性人群血尿酸升高检出率随年龄增长而升高，50 岁以后检出率增长急剧加快，80 岁以上人群达 22.50%，可能与女性围绝经期卵巢功能不断减退、雌激素分泌减少有关[6~8]，提示 50 岁以上女性人群为重点关注对象。

2018～2022 年五年间，总体人群、男性和女性人群血尿酸升高检出率整体均呈上升趋势，对五年总体检出率做 $\chi^2$ 趋势性检验，结果显示年份与血尿酸升高检出率呈线性上升趋势（$\chi^2$=6414.157，$P<0.01$）。

### 4. 健康管理建议

定期体检，及早进行血尿酸常规检查及定期监测，是早期发现血尿酸升高及高尿酸血症的根本途径。高尿酸血症高危人群包括有痛风家族史的人群、肥胖人群、长期高嘌呤饮食人群、爱饮酒人群、喜甜食人群、长期服药人群等。

对于首次出现血尿酸升高的体检者，应更加重视自我管理，并在健康管理师和临床医生的指导下采取针对性措施，防范血尿酸进一步升高及高尿酸血症的发生，必要时进一步行肾功能、泌尿系统彩超、尿常规、血压血脂血糖水平、骨关节平片或彩超等检查[9, 10]。

建议：

（1）提倡健康饮食，养成良好的饮食习惯，限制动物性高嘌呤食物的摄入。

（2）限制酒精摄入，戒烟，避免被动吸烟。

（3）鼓励适量运动，降低体重，科学健身，将 BMI 控制在理想范围内。

（4）定期进行体检，监测血尿酸水平，使血尿酸维持在正常水平。

（李　强）

### 参 考 文 献

[1] De Oliveira EP，Burini RC. High plasma uric acid concentration：causes and consequences. Diabetol Metab Syndr，2012，4（1）：12.

[2] 黄玉钗，吕永曼. 高尿酸血症的科学认识和规范管理. 中华健康管理学杂志，2023，17（4）：316-319.

[3] 韩玉梅，陈硕，丁然，等. 北京市体检人群血尿酸增高率及相关因素分析. 首都医科大学学报，2015，36（2）：303-307.

[4] 任宁娟. 某社区人群健康体检结果和血尿酸升高危险因素分析. 慢性病学杂志，2021，22（1）：3-6.

[5] 秦明照. 重视高尿酸血症的管理. 中华健康管理学杂志，2023，17（7）：481-484.

[6] 余俊文，陆锦波，张小娟，等.1320 名老年人血尿酸与血脂、血糖和血压的分析. 中华流行病学杂志，2005（6）：455-457.

[7] 普惠婕，卢双艳，毛勇，等. 围绝经期女性代谢综合征与高尿酸血症的相关性研究. 中华内分泌代谢杂志，2023，39（4）：305-309.

[8] 李自栋，贺亚楠，钱帅伟，等. 肥胖青少年血尿酸水平特点及其与代谢指标的相关性研究. 公共卫生与预防医学，2023，34（2）：87-91.

[9] 方宁远，吕力为，吕晓希，等. 中国高尿酸血症相关疾病诊疗多学科专家共识（2023 年版）. 中国实用内科杂志，2023，43（6）：461-480.

[10] 中华医学会内分泌学分会. 中国高尿酸血症与痛风诊疗指南（2019）. 中华内分泌代谢杂志，2020，36（1）：1.

## （八）甲状腺结节

### 1. 概述

甲状腺结节是甲状腺细胞的异常、局灶性生长引起的离散病变，也是指甲状腺内能被影像学检查发现的与周围甲状腺组织区分开的占位性病变。甲状腺结节可以单发，也可以多发，为临床常见的病症。随着超声及影像学检查方法的应用，甲状腺结节在人群中的检出率显著提高。人群检出率为 19%～68%[1]，其中大部分为无症状的良性结节，少数可以伴有结节压迫周围组织的症状及甲状腺功能异常，仅有大约 10% 证实为甲状腺癌[1]。

### 2. 甲状腺结节检出情况

2022 年北京市体检人群甲状腺结节检出情况见表 4-45～表 4-47 及图 4-25。2018～2022 年北京市体检人群甲状腺结节检出情况见图 4-26。

表 4-45　2022 年北京市各年龄段甲状腺结节检出情况

| 年龄/岁 | 体检人数/人 | 甲状腺结节人数/人 | 检出率/% |
|---|---|---|---|
| 合计 | 2 461 817 | 764 576 | 31.06 |
| 18～29 | 364 891 | 84 026 | 23.03 |
| 30～39 | 770 063 | 182 146 | 23.65 |
| 40～49 | 563 329 | 172 412 | 30.61 |
| 50～59 | 396 422 | 148 843 | 37.55 |
| 60～69 | 231 473 | 107 538 | 46.46 |
| 70～79 | 97 680 | 48 737 | 49.89 |
| ≥80 | 37 959 | 20 874 | 54.99 |

表 4-46　2022 年北京市男性各年龄段甲状腺结节检出情况

| 年龄/岁 | 体检人数/人 | 甲状腺结节人数/人 | 检出率/% |
|---|---|---|---|
| 合计 | 1 225 046 | 348 076 | 28.41 |
| 18～29 | 170 807 | 35 711 | 20.91 |
| 30～39 | 374 626 | 76 378 | 20.39 |
| 40～49 | 280 910 | 73 749 | 26.25 |
| 50～59 | 213 436 | 73 788 | 34.57 |
| 60～69 | 116 215 | 51 943 | 44.70 |
| 70～79 | 47 968 | 24 310 | 50.68 |
| ≥80 | 21 084 | 12 197 | 57.85 |

表 4-47　2022 年北京市女性各年龄段甲状腺结节检出情况

| 年龄/岁 | 体检人数/人 | 甲状腺结节人数/人 | 检出率/% |
|---|---|---|---|
| 合计 | 1 236 771 | 416 500 | 33.68 |
| 18～29 | 194 084 | 48 315 | 24.89 |
| 30～39 | 395 437 | 105 768 | 26.75 |
| 40～49 | 282 419 | 98 663 | 34.93 |
| 50～59 | 182 986 | 75 055 | 41.02 |
| 60～69 | 115 258 | 55 595 | 48.24 |
| 70～79 | 49 712 | 24 427 | 49.14 |
| ≥80 | 16 875 | 8 677 | 51.42 |

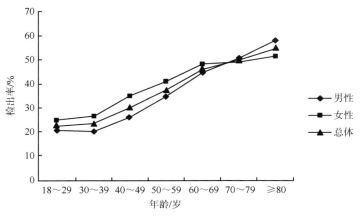

图 4-25　2022 年北京市各年龄段甲状腺结节检出情况

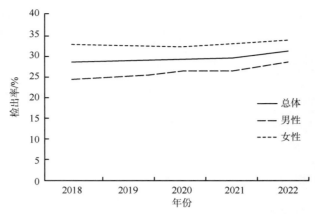

图 4-26　2018～2022 年北京市甲状腺结节检出情况

### 3. 分析

2022 年北京市体检统计结果显示，甲状腺结节总体检人数为 2 461 817 人，其中男性 1 225 046 人，女性 1 236 771 人。近三年来甲状腺结节检出率在北京市体检人群异常体征中，男性为第四或五位，女性为第二位。甲状腺结节检出率在总体人群、男性人群和女性人群中分别为 31.06%、28.41% 和 33.68%。应用 SPSS23.0 软件对相关数据进行统计学分析，使用 $\chi^2$ 检验，$P<0.05$ 为差异有统计学意义。结果如下：女性人群检出率（33.68%）高于男性人群（28.41%），$\chi^2$ 值为 7961.908，$P<0.001$。比较 18～29 岁、30～39 岁、40～49 岁、50～59 岁、60～69 岁、70～79 岁、≥80 岁不同年龄段男性、女性检出率，$\chi^2$ 值分别为 814.631（$P<0.001$）、4308.111（$P<0.001$）、4997.439（$P<0.001$）、1745.376（$P<0.001$）、291.474（$P<0.001$）、23.236（$P<0.001$）、156.739（$P<0.001$），差异均有统计学意义。结果提示在 18～29 岁、30～39 岁、40～49 岁、50～59 岁、60～69 岁各年龄段女性甲状腺结节检出率均高于男性，而 70～79 岁、≥80 岁年龄段为男性检出率高于女性，这与往年的体检结论不一致。由于 70 岁以上体检人群在总体人群中所占比例最小，为 5%～6%，考虑可能与该体检人群数量少及类型差异有关，尚需更多的数据支持。从图 4-25 可以看出甲状腺结节的检出率随着年龄增长呈上升趋势，70 岁前女性甲状腺结节检出率高于男性，70 岁以后则男性甲状腺结节检出率高于女性。

图 4-26 为近五年总体人群甲状腺结节检出率趋势，从中可以看出总体检出率呈缓慢上升趋势，女性检出率明显高于男性。

### 4. 健康管理建议

目前提倡对体检发现的甲状腺结节进行系统的超声检查和临床风险因素评估，为后续的治疗策略提供依据。主要依据超声下甲状腺结节的特征和甲状腺功能检测的结果确定其良恶性和引起症状的可能性[2]。近年来随着甲状腺结节检出率的提高，甲状腺癌检出率也急剧增加，但是甲状腺癌相关死亡率却没有显著变化，这是由于甲状腺癌中 95.1% 为乳头状甲状腺癌（papillary thyroid carcinoma，PTC），而在 PTC 中 51.2% 为直径≤10mm 的甲状腺乳头状微小癌（papillary thyroid microcarcinoma，PTMC）[3]，大多数 PTMC 患者可能终身不表现出临床症状，故对低危 PTMC 可以积极监测而非手术切除。老年人甲状腺结节为恶性的风险较低，但恶性结节的组织学更倾向于高危。鉴于老年人高危甲状腺癌的发病率较高、老年人身体机能及认知功能下降，以及治疗并发症的风险增加，建议应该仔细权衡甲状腺结节诊断和治疗的风险及益处。可以定期进行临床监测，从治疗结果和生活质量方面确定最佳策略，避免过度诊断和治疗[4]。

目前我国手术治疗决策往往是基于结节的超声表现，可能造成甲状腺结节的过度诊断和治疗。为了避免甲状腺结节的过度诊断和治疗，我国发布了《2020 甲状腺结节超声恶性危险分层中国指南：C-TIRADS》。中国超声甲状腺影像报告和数据系统（C-TIRADS）通过计数可疑超声恶性特征（实性、微钙化、极低回声、边缘模糊、边缘不规则或甲状腺外侵犯及垂直位等）的个数得到分值，再根据分值将结节分为六类，主要目的是确定哪些结节需要细针穿刺活检（fine needle aspiration，FNA）[5]。对于影像学检查有恶性征象的甲状腺结节推荐行颈部淋巴结超声检查[6]。1～3 类无需 FNA，根据结节分类、大小、位置及患者焦虑程度，随访间隔为 6～24 个月。4 类及以上则根据结节大小、部位及症状给予不同的处理意见[5, 6]。对于近年来备受关注的甲状腺结节及微小癌的热消融技术，由于其尚处于研究阶段，远期疗效有待进一步观察，我国的专家共识提出需要严格掌握适应证及保证患者应有充分的知情同意，不推荐作为甲状腺微小癌的常规治疗手段[7]。

（陈东宁 崔 晶）

### 参 考 文 献

[1] Durante C，Grani G，Lamartina L，et al. The diagnosis and management of thyroid nodule. JAMA，2018，319（9）：914-924.

[2] Grani G，Sponziello M，Pecce V，et al. Contemporary thyroid nodule evaluation and management. J Clin Endocrinol Metab，2020，105（9）：2869-2883.

[3] Zhao L，Pang P，Zang L，et al. Features and trends of thyroid cancer in patients with thyroidectomies in Beijing，China between 1994 and 2015：a retrospective study. BMJ Open，2019，9：e023334.

[4] Ospina NS，Papaleontiou M. Thyroid nodule evaluation and management in older adults：A review of practical considerations for clinical endocrinologists. Endocr Pract，2021，27（3）：261-268.

[5] 中华医学会超声医学分会浅表器官和血管学组. 2020 甲状腺结节超声恶性危险分层中国指南：C-TIRADS. 中华超声影像学杂志，2021，30（3）：185-200.

[6] 中华医学会内分泌学分会. 甲状腺结节和分化型甲状腺癌诊治指南（第二版）. 中华内分泌代谢杂志，2023，39（3）：181-226.

[7] 中国抗癌协会甲状腺癌专业委员会. 甲状腺良性结节、微小癌及颈部转移性淋巴结热消融治疗专家共识及操作指南（2018 版）. 中国肿瘤，2018，27（9）：670-672.

## （九）颈动脉粥样硬化

### 1. 概述

以动脉粥样硬化为病理基础的心血管疾病是导致我国人口死亡的主要原因，其发病率和死亡率仍处于持续上升阶段[1]。颈动脉超声检查发现的颈动脉粥样硬化包括颈动脉内中膜（IMT）增厚、颈动脉斑块、颈动脉狭窄。超声检测 IMT 增厚≥1.0mm，为颈动脉内中膜增厚；当 IMT 增厚≥1.5mm，凸出于血管腔内，或局限性血管内膜增厚高于周边内中膜的 50%，为颈动脉斑块[2]，颈动脉狭窄程度≥50%为颈动脉狭窄。根据 Lancet 2020 年 5 月发表的一篇系统综述及荟萃分析[3]，2020 年全球 30～79 岁人群中 IMT 增厚检出率为 27.6%，受累人数达到 1 066 700 000 人；颈动脉斑块检出率为 21.1%，受累人数达到 815 760 000 人；颈动脉狭窄检出率为 1.5%，受累人数达到 57 790 000 人。IMT 增厚、颈动脉斑块、颈动脉狭窄老年人群超过年轻人群，男性多于女性，目前吸烟、糖尿病及高血压为 IMT 增厚、颈动脉斑块的常见危险因素。在地区分布方面，西太平洋地区 IMT 增厚、颈动脉斑块的检出率最高，非洲地区 IMT 增厚的检出率最低，地中海东部地区颈动脉斑块的检出率最低[3]。有研究[4-6]表明，伴颈动脉斑块与颈动脉狭窄的人群发生心血管疾病的风险增高；伴颈动脉粥样硬化的人群更有可能发生其他部位的动脉粥样硬化疾病，如周围动脉疾病及冠心病[7, 8]。

### 2. 颈动脉内中膜增厚、颈动脉斑块及颈动脉狭窄检出情况

2022 年北京市各年龄段颈动脉内中膜增厚、颈动脉斑块及颈动脉狭窄检出率为 9.50%、16.01% 及 0.69%，各年龄段颈动脉内中膜增厚、颈动脉斑块及颈动脉狭窄检出情况见表 4-48～表 4-50、图 4-27～图 4-29。

表 4-48 2022 年北京市各年龄段颈动脉内中膜增厚、颈动脉斑块及颈动脉狭窄检出情况

| 年龄/岁 | 体检人数/人 | 颈动脉内中膜增厚人数/人 | 颈动脉斑块人数/人 | 颈动脉狭窄人数/人 | 颈动脉内中膜增厚检出率/% | 颈动脉斑块检出率/% | 颈动脉狭窄检出率/% |
|---|---|---|---|---|---|---|---|
| 合计 | 1 549 055 | 147 169 | 247 980 | 10 692 | 9.50 | 16.01 | 0.69 |
| 18～29 | 171 365 | 1 343 | 929 | 263 | 0.78 | 0.54 | 0.15 |
| 30～39 | 374 395 | 6 267 | 6 799 | 494 | 1.67 | 1.82 | 0.13 |
| 40～49 | 372 819 | 21 828 | 29 065 | 1 574 | 5.85 | 7.80 | 0.42 |
| 50～59 | 306 047 | 45 039 | 68 024 | 2 459 | 14.72 | 22.23 | 0.80 |
| 60～69 | 198 983 | 42 115 | 75 168 | 2 634 | 21.17 | 37.78 | 1.32 |
| 70～79 | 89 912 | 21 667 | 45 790 | 2 241 | 24.10 | 50.93 | 2.49 |
| ≥80 | 35 534 | 8 910 | 22 205 | 1 027 | 25.07 | 62.49 | 2.89 |

表 4-49　2022 年北京市男性各年龄段颈动脉内中膜增厚、颈动脉斑块及颈动脉狭窄检出情况

| 年龄/岁 | 体检人数/人 | 颈动脉内中膜增厚人数/人 | 颈动脉斑块人数/人 | 颈动脉狭窄人数/人 | 颈动脉内中膜增厚检出率/% | 颈动脉斑块检出率/% | 颈动脉狭窄检出率/% |
|---|---|---|---|---|---|---|---|
| 合计 | 818 268 | 83 854 | 150 947 | 6 120 | 10.25 | 18.45 | 0.75 |
| 18~29 | 88 661 | 1 022 | 767 | 171 | 1.15 | 0.87 | 0.19 |
| 30~39 | 196 067 | 4 504 | 5 322 | 369 | 2.30 | 2.71 | 0.19 |
| 40~49 | 196 139 | 13 805 | 20 592 | 1 126 | 7.04 | 10.50 | 0.57 |
| 50~59 | 169 441 | 26 344 | 45 302 | 1 465 | 15.55 | 26.74 | 0.86 |
| 60~69 | 102 803 | 21 944 | 43 068 | 1 459 | 21.35 | 41.89 | 1.42 |
| 70~79 | 45 026 | 10 951 | 23 647 | 1 009 | 24.32 | 52.52 | 2.24 |
| ≥80 | 20 131 | 5 284 | 12 249 | 521 | 26.25 | 60.85 | 2.59 |

表 4-50　2022 年北京市女性各年龄段颈动脉内中膜增厚、颈动脉斑块及颈动脉狭窄检出情况

| 年龄/岁 | 体检人数/人 | 颈动脉内中膜增厚人数/人 | 颈动脉斑块人数/人 | 颈动脉狭窄人数/人 | 颈动脉内中膜增厚检出率/% | 颈动脉斑块检出率/% | 颈动脉狭窄检出率/% |
|---|---|---|---|---|---|---|---|
| 合计 | 730 787 | 63 315 | 97 033 | 4 572 | 8.66 | 13.28 | 0.63 |
| 18~29 | 82 704 | 321 | 162 | 92 | 0.39 | 0.20 | 0.11 |
| 30~39 | 178 328 | 1 763 | 1 477 | 125 | 0.99 | 0.83 | 0.07 |
| 40~49 | 176 680 | 8 023 | 8 473 | 448 | 4.54 | 4.80 | 0.25 |
| 50~59 | 136 606 | 18 695 | 22 722 | 994 | 13.69 | 16.63 | 0.73 |
| 60~69 | 96 180 | 20 171 | 32 100 | 1 175 | 20.97 | 33.37 | 1.22 |
| 70~79 | 44 886 | 10 716 | 22 143 | 1 232 | 23.87 | 49.33 | 2.74 |
| ≥80 | 15 403 | 3 626 | 9 956 | 506 | 23.54 | 64.64 | 3.29 |

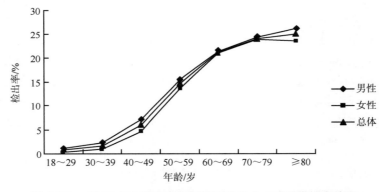

图 4-27　2022 年北京市各年龄段颈动脉内中膜增厚检出情况

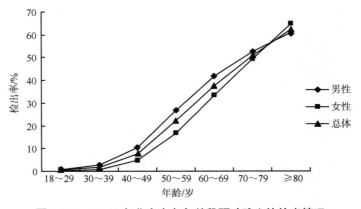

图 4-28　2022 年北京市各年龄段颈动脉斑块检出情况

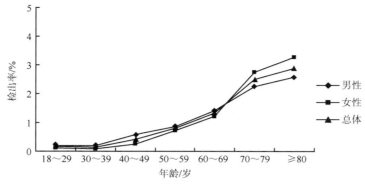

图 4-29    2022 年北京市各年龄段颈动脉狭窄检出情况

### 3. 分析

应用 SPSS17.0 软件对相关数据进行统计学分析，使用 $\chi^2$ 检验，以 $P<0.05$ 为差异有统计学意义。

本次统计结果显示，颈动脉内中膜增厚总检出人数 147 169 人，其中男性为 83 854 人，女性为 63 315 人。总体人群、男性人群和女性人群颈动脉内中膜增厚检出率分别为 9.50%、10.25% 和 8.66%，男性人群颈动脉内中膜增厚检出率高于女性（$\chi^2$ =1126.218，$P<0.001$）；总体人群随年龄增长颈动脉内中膜增厚检出率呈上升趋势。

本次统计结果显示，颈动脉斑块检出总人数 247 980 人，其中男性为 150 947 人，女性为 97 033 人。总体人群、男性人群和女性人群颈动脉斑块检出率分别为 16.01%、18.45% 和 13.28%，男性人群颈动脉斑块检出率高于女性（$\chi^2$ =7671.682，$P<0.001$）；总体人群随年龄增长颈动脉斑块检出率呈上升趋势。

本次统计结果显示，颈动脉狭窄检出总人数 10 692 人，其中男性为 6120 人，女性为 4572 人。总体人群、男性人群和女性人群颈动脉狭窄检出率分别为 0.69%、0.75% 和 0.63%，男性人群颈动脉狭窄检出率高于女性（$\chi^2$ =84.226，$P<0.001$）；女性 18～29 岁年龄段颈动脉狭窄检出率（0.11%）显著高于 30～39 岁年龄段（0.07%）（$\chi^2$ =11.515，$P=0.001$）；总体人群随年龄增长颈动脉狭窄检出率呈上升趋势（30～39 岁稍下降）。

通过对男女各年龄段颈动脉内中膜增厚、颈动脉斑块、颈动脉狭窄检出率进行比较，发现男性检出率均显著高于女性。总体人群各年龄段颈动脉内中膜增厚、颈动脉斑块、颈动脉狭窄检出率均呈上升趋势，特别是 50 岁以后检出率均明显升高。女性 18～29 岁年龄段颈动脉狭窄检出率显著高于 30～39 岁年龄段可能与其他原因引起的颈动脉狭窄有关。

与全球数据[3]进行比较，2022 年北京市颈动脉内中膜增厚、颈动脉斑块、颈动脉狭窄检出率分别低于全球的数据，考虑可能与北京市总体体检人群健康素养较高有关。而颈动脉内中膜增厚、颈动脉斑块、颈动脉狭窄检出率男性显著高于女性，总体人群各年龄段颈动脉内中膜增厚、颈动脉斑块、颈动脉狭窄检出率均呈上升趋势，与全球的数据趋势一致。老年人群颈动脉内中膜增厚、颈动脉斑块、颈动脉狭窄检出率高于年轻人群，原因在于动脉粥样硬化是随年龄增加表现出的慢性疾病过程[9, 10]，颈动脉内中膜厚度测量及颈动脉壁的结构变化，可作为早期全身动脉粥样硬化及平滑肌肥厚、增生的标志物。颈动脉内中膜增厚、颈动脉斑块、颈动脉狭窄检出率男性显著高于女性，其机制可能是女性雌激素对血管内皮细胞功能及脂质体内平衡起到了保护作用[11]。

### 4. 健康管理建议

颈动脉粥样硬化的治疗，重在预防脑卒中，方法包括：①改变生活方式，具体措施包括戒烟（如果吸烟）、运动、减轻体重（如果超重）、减少脂肪和胆固醇摄入，多吃水果、蔬菜和低脂乳制品。②药物治疗，药物种类因人而异，一般包括降血压药物、他汀类药物，可降低胆固醇、预防血凝块形成的药物（如阿司匹林），糖尿病治疗药物。③手术，清除颈动脉斑块，即"颈动脉内膜切除术"，最适用于因一侧颈动脉斑块而近期发生过短暂性脑缺血发作（TIA）或脑卒中的患者；颈动脉支架置入术，即向颈动脉内置入支架（小金属管）以撑开狭窄动脉。

（张龙友 郑华光）

## 参 考 文 献

[1] 郭丽华, 钟节鸣, 方乐, 等. 心血管疾病高危人群临床预防性服务和生活方式调整综合干预效果评价. 中华预防医学杂志, 2020, 54（4）: 411-415.

[2] 国家卫生计生委脑卒中防治工程委员会. 中国脑卒中血管超声检查指导规范. 中华医学超声杂志: 电子版, 2015, 1（8）: 599-610.

[3] Song P, Fang Z, Wang H, et al. Global and regional prevalence, burden and risk factors for carotid atherosclerosis: a systematic review, meta-analysis, and modeling study. Lancet Glob Health, 2020, 8: e721- e729.

[4] Polak JF, Szklo M, Kronmal RA, et al. The value of carotid artery plaque and intima-media thickness for incident cardiovascular disease: the multi-ethnic study of atherosclerosis. J Am Heart Assoc, 2013, 2: e000087.

[5] Inaba Y, Chen JA, Bergmann SR. Carotid plaque, compared with carotid intima-media thickness, more accurately predicts coronary artery disease events: a meta-analysis. Atherosclerosis, 2012, 220: 128-133.

[6] Plichart M, Celermajer DS, Zureik M, et al. Carotid intima-media thickness in plaque-free site, carotid plaques and coronary heart disease risk prediction in older adults. The three-city study. Atherosclerosis, 2011, 219: 917-924.

[7] Razzouk L, Rockman CB, Patel MR, et al. Co-existence of vascular disease in different arterial beds: peripheral artery disease and carotid artery stenosis —Data from life line screening. Atherosclerosis, 2015, 241: 687-691.

[8] Sirimarco G, Amarenco P, Labrenche J, et al. Carotid atherosclerosis and risk of subsequent coronary event in outpatients with atherothrombosis. Stroke, 2013, 44: 373-379.

[9] Hong YM. Atherosclerotic cardiovascular disease beginning in childhood. Korean Circ J, 2010, 40: 1-9.

[10] McGill HC Jr, McMahan CA, Herderick EE, et al. Origin of atherosclerosis in childhood and adolescence. Am L Clin Nutr, 2000, 72（suppl）: 1307-1315.

[11] Sangiorgi G, Roversi S, Biondi Zoccai G, et al. Sex-related differences in carotid plaques features and inflammations. J Vasc Surg, 2013, 57: 338-344.

## （十）空腹血糖升高、糖化血红蛋白升高

### 1. 概述

空腹血糖升高和（或）糖化血红蛋白（HbA1c）升高见于糖尿病前期和糖尿病人群。其中, 糖尿病前期是糖尿病发病前的过渡阶段, 包括空腹血糖受损（impaired fasting glucose, IFG）、糖耐量减低（impaired glucose tolerance, IGT）, 以及两者的混合状态（IFG+IGT）, 这是在正常血糖与糖尿病之间的中间高血糖状态[1]。糖尿病按病因分为 1 型糖尿病、2 型糖尿病、特殊类型糖尿病和妊娠期糖尿病 4 种类型, 其中 2 型糖尿病是临床最常见类型[2]。糖代谢状态分类标准、糖尿病诊断标准和中国成人糖尿病前期诊断标准[1-3]见表 4-51～表 4-53。

表 4-51　糖代谢状态分类标准（WHO, 1999）

| 糖代谢状态 | 静脉血浆葡萄糖（mmol/L） | |
| --- | --- | --- |
| | 空腹血糖 | 糖负荷后 2h 血糖 |
| 正常血糖 | <6.1 | <7.8 |
| 空腹血糖受损 | ≥6.1, <7.0 | <7.8 |
| 糖耐量受损 | <7.0 | ≥7.8, <11.1 |
| 糖尿病 | ≥7.0 | ≥11.1 |

表 4-52　糖尿病诊断标准

| 诊断标准 | 静脉血浆葡萄糖或 HbA1c 水平 |
| --- | --- |
| 典型糖尿病症状 | |
| 加上随机血糖 | ≥11.1mmol/L |
| 或加上空腹血糖 | ≥7.0mmol/L |
| 或加上 OGTT 2h 血糖 | ≥11.1mmol/L |
| 或加上 HbA1c | ≥6.5% |
| 无糖尿病典型症状者, 需改日复查确认 | |

注: OGTT, 口服葡萄糖耐量试验。

表 4-53　中国成人糖尿病前期诊断标准

| 静脉血浆葡萄糖及 HbA1c 水平 | 糖尿病前期 | | |
|---|---|---|---|
| | IFG | IGT | IFG+IGT |
| 空腹血糖（mmol/L） | ≥6.1，<7.0 | <6.1 | ≥6.1，<7.0 |
| 加上糖负荷后 2h 血糖（mmol/L） | <7.8 | ≥7.8，<11.1 | ≥7.8，<11.1 |
| 和（或）加上 HbA1c（%） | | ≥5.7，<6.5 | |

　　国际糖尿病联盟（IDF）发布的《全球糖尿病地图（第 10 版）》指出，2021 年我国成年人中，糖尿病患者、伴有 IGT 和 IFG 的糖尿病前期患者分别为 1.4 亿、1.7 亿和 2700 万[4]。2022 年的《中国糖尿病地图》要点速览报告指出，我国 1 型糖尿病发病率在快速增长，各年龄段人群 2 型糖尿病患病率自 1980 年以来均呈现上升趋势，尤其老年人 2 型糖尿病患病率一直保持高水平，且持续快速增长。糖尿病和糖尿病前期不仅影响患者的健康状况，也造成了严重的社会经济负担。

## 2. 空腹血糖升高和糖化血红蛋白升高检出情况

（1）2022 年北京市各年龄段空腹血糖升高具体情况见表 4-54～表 4-56、图 4-30。

表 4-54　2022 年北京市各年龄段空腹血糖升高检出情况

| 年龄/岁 | 体检人数/人 | 空腹血糖升高/人次 | 检出率/% |
|---|---|---|---|
| 合计 | 2 937 657 | 340 062 | 11.58 |
| 18～29 | 496 720 | 13 546 | 2.73 |
| 30～39 | 892 260 | 45 110 | 5.06 |
| 40～49 | 643 607 | 70 414 | 10.94 |
| 50～59 | 460 822 | 87 013 | 18.88 |
| 60～69 | 275 338 | 71 289 | 25.89 |
| 70～79 | 121 723 | 37 012 | 30.41 |
| ≥80 | 47 187 | 15 678 | 33.23 |

表 4-55　2022 年北京市男性各年龄段空腹血糖升高检出情况

| 年龄/岁 | 体检人数/人 | 空腹血糖升高/人次 | 检出率/% |
|---|---|---|---|
| 合计 | 1 478 642 | 218 812 | 14.80 |
| 18～29 | 245 008 | 8 710 | 3.55 |
| 30～39 | 444 758 | 30 427 | 6.84 |
| 40～49 | 322 309 | 48 402 | 15.02 |
| 50～59 | 249 448 | 59 995 | 24.05 |
| 60～69 | 134 676 | 42 331 | 31.43 |
| 70～79 | 57 054 | 19 790 | 34.69 |
| ≥80 | 25 389 | 9 157 | 36.07 |

表 4-56　2022 年北京市女性各年龄段空腹血糖升高检出情况

| 年龄/岁 | 体检人数/人 | 空腹血糖升高/人次 | 检出率/% |
|---|---|---|---|
| 合计 | 1 459 015 | 121 250 | 8.31 |
| 18～29 | 251 712 | 4 836 | 1.92 |
| 30～39 | 447 502 | 14 683 | 3.28 |
| 40～49 | 321 298 | 22 012 | 6.85 |
| 50～59 | 211 374 | 27 018 | 12.78 |
| 60～69 | 140 662 | 28 958 | 20.59 |
| 70～79 | 64 669 | 17 222 | 26.63 |
| ≥80 | 21 798 | 6 521 | 29.92 |

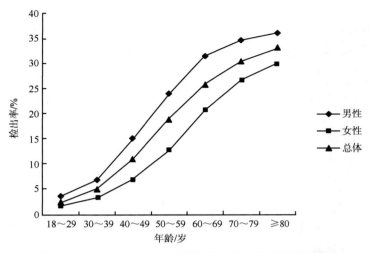

图 4-30　　2022 年北京市各年龄段空腹血糖升高检出情况

（2）2022 年北京市各年龄段糖化血红蛋白升高具体情况，见表 4-57～表 4-59、图 4-31。

表 4-57　　2022 年北京市各年龄段糖化血红蛋白升高检出情况

| 年龄/岁 | 体检人数/人 | 糖化血红蛋白升高/人次 | 检出率/% |
|---|---|---|---|
| 合计 | 1 219 475 | 126 719 | 10.39 |
| 18～29 | 156 921 | 4 150 | 2.64 |
| 30～39 | 326 507 | 11 373 | 3.48 |
| 40～49 | 274 564 | 19 695 | 7.17 |
| 50～59 | 227 941 | 32 339 | 14.19 |
| 60～69 | 139 884 | 31 298 | 22.37 |
| 70～79 | 64 278 | 18 035 | 28.06 |
| ≥80 | 29 380 | 9 829 | 33.45 |

表 4-58　　2022 年北京市男性各年龄段糖化血红蛋白升高检出情况

| 年龄/岁 | 体检人数/人 | 糖化血红蛋白升高/人次 | 检出率/% |
|---|---|---|---|
| 合计 | 632 361 | 78 126 | 12.35 |
| 18～29 | 73 365 | 2 617 | 3.57 |
| 30～39 | 165 032 | 6 739 | 4.08 |
| 40～49 | 143 185 | 13 504 | 9.43 |
| 50～59 | 128 520 | 21 917 | 17.05 |
| 60～69 | 73 286 | 17 978 | 24.53 |
| 70～79 | 32 172 | 9 630 | 29.93 |
| ≥80 | 16 801 | 5 741 | 34.17 |

表 4-59　　2022 年北京市女性各年龄段糖化血红蛋白升高检出情况

| 年龄/岁 | 体检人数/人 | 糖化血红蛋白升高/人次 | 检出率/% |
|---|---|---|---|
| 合计 | 587 114 | 48 593 | 8.28 |
| 18～29 | 83 556 | 1 533 | 1.83 |
| 30～39 | 161 475 | 4 634 | 2.87 |
| 40～49 | 131 379 | 6 191 | 4.71 |
| 50～59 | 99 421 | 10 422 | 10.48 |
| 60～69 | 66 598 | 13 320 | 20.00 |
| 70～79 | 32 106 | 8 405 | 26.18 |
| ≥80 | 12 579 | 4 088 | 32.50 |

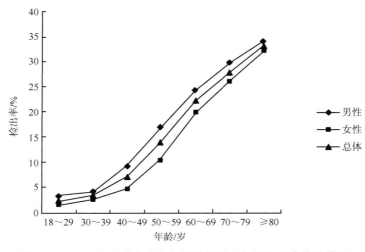

图 4-31 2022 年北京市各年龄段糖化血红蛋白升高检出情况

### 3. 分析

（1）空腹血糖升高：本次统计结果显示，空腹血糖检测总人数 2 937 657 人，其中男性 1 478 642 人，女性 1 459 015 人。以空腹血糖≥6.1mmol/L 为血糖升高的诊断标准，总体人群（男+女）、男性人群和女性人群空腹血糖升高检出率分别为 11.58%、14.80% 和 8.31%，男性人群检出率明显高于女性；男性和女性人群检出率随年龄增长而呈上升趋势。

应用 SPSS26.0 软件对相关数据进行统计学分析，使用 $\chi^2$ 检验，以 $P<0.05$ 为差异有统计学意义。结果如下：男性人群检出率（14.80%）明显高于女性人群（8.31%），$\chi^2$ 值为 30 199，$P<0.001$，差异有统计学意义。此外，在 18～29 岁、30～39 岁、40～49 岁、50～59 岁、60～69 岁、70～79 岁和≥80 岁不同年龄段间进行男女比较，$\chi^2$ 值分别为 1249、5890、11 013、9486、4217、930 和 200，$P$ 均<0.001，差异有统计学意义。

与既往资料比较，2022 年空腹血糖升高的总体检出率、男性人群检出率和女性人群检出率均较 2021 年（对应检出率分别为 11.30%、14.26% 和 8.08%）升高，$\chi^2$ 值分别为 9239、190 和 54，$P$ 均<0.001，差异有统计学意义；2022 年空腹血糖升高检出率高于 2019～2021 年的平均检出率（总体检出率、男性和女性人群检出率分别为 10.95%、13.76% 和 7.81%），$\chi^2$ 值分别为 875、995 和 365，$P$ 均<0.001，差异有统计学意义。

（2）糖化血红蛋白升高：糖化血红蛋白检测总人数 1 219 475 人，其中男性 632 361 人，女性 587 114 人。总体人群（男+女）、男性人群和女性人群糖化血红蛋白升高检出率分别为 10.39%、12.35% 和 8.28%，男性人群检出率明显高于女性；男性和女性人群检出率随年龄增长而呈上升趋势。

应用 SPSS26.0 软件对相关数据进行统计学分析，使用 $\chi^2$ 检验，以 $P<0.05$ 为差异有统计学意义。结果如下：男性人群糖化血红蛋白升高检出率（12.35%）明显高于女性人群（8.28%），$\chi^2$ 值为 5438，$P<0.001$，差异有统计学意义。此外，在 18～29 岁、30～39 岁、40～49 岁、50～59 岁、60～69 岁和 70～79 岁不同年龄段间进行男女比较，$\chi^2$ 值分别为 455、358、2291、1988、412 和 112，$P$ 均<0.001，差异有统计学意义。≥80 岁年龄段的男性人群的检出率（34.17%）略高于女性人群（32.50%），但差异无统计学意义。

与既往资料比较，2022 年糖化血红蛋白升高的总体检出率、男性人群检出率和女性人群检出率均较 2021 年（对应检出率分别为 9.51%、11.16% 和 7.55%）升高，$\chi^2$ 值分别为 538、459 和 213，$P$ 均<0.001，差异有统计学意义；2022 年的检出率高于 2019～2021 年的平均检出率（总体检出率、男性和女性人群检出率分别为 9.72%、11.45% 和 7.58%），$\chi^2$ 值分别为 438、368 和 275，$P$ 均<0.001，差异有统计学意义。

### 4. 健康管理建议

不同的糖代谢状态包括正常人群、糖尿病前期和糖尿病人群（2 型糖尿病最常见），应针对不同人群进行分层分级的健康管理。及时发现糖尿病前期等高危人群并进行有效管理是预防糖尿病发生的关键，生活方式干预作为预防糖尿病的基石应贯穿于始终。

（1）正常人群：在一般人群中开展健康教育，提高人群对糖尿病防治的知晓度和参与度，倡导合理膳食、控制体重、适量运动、限盐、戒烟、限酒、心理平衡的健康生活方式，提高社区人群整体的糖尿病防治意识[3]，并尽早识别糖尿病高危人群。成年糖尿病高危人群包括：①有糖尿病前期史；②年龄≥40 岁；③体重指数（BMI）≥24kg/m² 和（或）向心性肥胖（男性腰围≥90cm，女性腰围≥85cm）；④一级亲属有糖尿病史；⑤缺乏体力活动者；⑥有巨大儿分娩史或妊娠期糖尿病病史的女性；⑦有多囊卵巢综合征病史的女性；⑧有黑棘皮病者；⑨有高血压史，或正在接受降压治疗者；⑩高密度脂蛋白胆固醇＜0.90mmol/L 和（或）甘油三酯＞2.22mmol/L，或正在接受调脂药物治疗者；⑪有动脉粥样硬化性心血管疾病（ASCVD）史；⑫有类固醇类药物使用史；⑬长期接受抗精神病药物或抗抑郁症药物治疗；⑭中国糖尿病风险评分（Chinese diabetes risk score，CDRS）总分≥25 分[3]。

（2）糖尿病前期人群：糖尿病前期的干预原则应依据发生糖尿病的风险高低进行分层管理，具体分为如下几类。①极高风险人群，HbA1c＞6%者；②高风险人群，IFG+IGT 人群（无论是否合并其他糖尿病危险因素），或者单纯 IFG 或 IGT 合并 1 种及以上其他糖尿病危险因素者；③低风险人群，单纯 IFG 或 IGT 人群。生活方式干预应作为预防糖尿病的基石并贯穿糖尿病前期干预的始终。生活方式干预的核心是合理膳食和适度运动。推荐糖尿病前期人群合理膳食、控制热量摄入，并进行每周＞150min 中至高强度的体育运动。低风险人群进行强化生活方式干预，高风险和极高风险人群在生活方式干预基础上考虑联合药物治疗[1]。此外，因半数以上的 2 型糖尿病患者在疾病早期无明显临床表现，对糖尿病前期等糖尿病高危人群应进行糖尿病筛查。糖尿病筛查可使这些患者得以早期发现、早期治疗，有助于提高糖尿病及其并发症的防治效率[3]。

（3）糖尿病前期和 2 型糖尿病患者的生活方式管理推荐建议[5]：①优先选择低血糖生成指数碳水化合物（如全谷物），增加膳食纤维摄入，用不饱和脂肪酸代替饱和脂肪酸，避免摄入反式脂肪酸。②不推荐常规服用维生素或矿物质补充剂来控制血糖或改善 2 型糖尿病患者的心血管风险。有微量营养素缺乏的患者，可根据营养状况适量补充。③每日食盐摄入量不超过 5g。④不吸烟或戒烟，不饮酒或限酒（酒精量：男性＜25g/d，女性＜15g/d，每周不超过 2 次）。⑤每周至少应进行 150min 中等强度有氧运动或 75min 剧烈有氧运动（可组合）。⑥推荐每日睡眠时长 6～8h。⑦推荐综合生活方式管理。

（褚　熙　于炳新）

**参 考 文 献**

[1] 中华医学会内分泌学分会，中华医学会糖尿病学分会，中国医师协会内分泌代谢科医师分会. 中国成人糖尿病前期干预的专家共识（2023 版）. 中华糖尿病杂志，2023，15（6）：484-494.

[2] 葛均波，徐永健，王辰. 内科学. 9 版. 北京：人民卫生出版社，2018.

[3] 中华医学会糖尿病学分会. 中国 2 型糖尿病防治指南（2020 年版）. 中华糖尿病杂志，2021，7（4）：315-409.

[4] Magliano DJ, Boyko EJ, IDF Diabetes Atlas 10th edition scientific committee. IDF DIABETES ATLAS. 10th ed. Brussels: International Diabetes Federation, 2021.

[5] 中国心血管代谢联盟. 中国成人 2 型糖尿病及糖尿病前期患者动脉粥样硬化性心血管病预防与管理专家共识（2023）. 中华心血管病杂志（网络版），2023，6：e1000139.

## （十一）龋病

### 1. 概述

口腔作为消化道的起始，有咀嚼、发音、维持面容等重要作用。口腔健康是全身健康的基础，一口好牙能保证有效进食、摄取营养，提升生活质量。龋病是最常见的口腔疾病，它是在以细菌为主的多重因素影响下，发生在牙体硬组织的一种慢性进行性破坏性疾病[1]，具有患病率高、治疗率低的特点[2]。龋病危害性很大，特别是病变向牙体深部发展后，可引起牙髓病、根尖周病、颌骨炎症等一系列并发症，影响生活质量甚至全身健康[1]，同时带来沉重的经济负担[3]。

### 2. 龋病检出情况

龋病在女性前十位重大异常指标中排第七位，而对于男性，龋病未列入前十位重大异常指标排名。具体情况详见表 4-60～表 4-62、图 4-32。

表 4-60　2022 年北京市各年龄段龋病检出情况

| 年龄/岁 | 体检人数/人 | 龋病人数/人 | 检出率/% |
|---|---|---|---|
| 合计 | 1 381 982 | 220 578 | 15.96 |
| 18～29 | 245 929 | 42 685 | 17.36 |
| 30～39 | 425 511 | 75 857 | 17.83 |
| 40～49 | 293 076 | 45 779 | 15.62 |
| 50～59 | 205 049 | 28 972 | 14.13 |
| 60～69 | 136 446 | 18 158 | 13.31 |
| 70～79 | 54 856 | 6 310 | 11.50 |
| ≥80 | 21 115 | 2 817 | 13.34 |

表 4-61　2022 年北京市男性各年龄段龋病检出情况

| 年龄/岁 | 体检人数/人 | 龋病人数/人 | 检出率/% |
|---|---|---|---|
| 合计 | 676 380 | 100 685 | 14.89 |
| 18～29 | 112 391 | 19 002 | 16.91 |
| 30～39 | 209 546 | 36 370 | 17.36 |
| 40～49 | 147 083 | 21 125 | 14.36 |
| 50～59 | 106 092 | 12 709 | 11.98 |
| 60～69 | 64 495 | 7 616 | 11.81 |
| 70～79 | 25 566 | 2 497 | 9.77 |
| ≥80 | 11 207 | 1 366 | 12.19 |

表 4-62　2022 年北京市女性各年龄段龋病检出情况

| 年龄/岁 | 体检人数/人 | 龋病人数/人 | 检出率/% |
|---|---|---|---|
| 合计 | 705 602 | 119 893 | 16.99 |
| 18～29 | 133 538 | 23 683 | 17.74 |
| 30～39 | 215 965 | 39 487 | 18.28 |
| 40～49 | 145 993 | 24 654 | 16.89 |
| 50～59 | 98 957 | 16 263 | 16.43 |
| 60～69 | 71 951 | 10 542 | 14.65 |
| 70～79 | 29 290 | 3 813 | 13.02 |
| ≥80 | 9 908 | 1 451 | 14.64 |

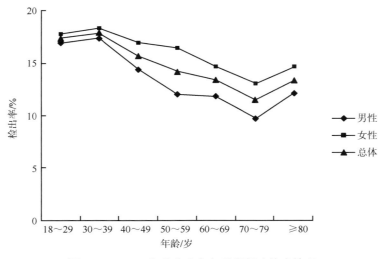

图 4-32　2022 年北京市各年龄段龋病检出情况

纵观 2019～2022 年数据，总体、男性和女性人群的龋病检出率在 2020 年均为最低，总体和女性人群龋病检出率在 2021 年、2022 年呈升高趋势（图 4-33）。

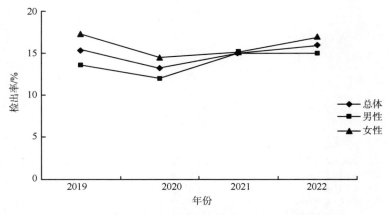

图 4-33　2019～2022 年北京市龋病检出情况

## 3. 分析

本次统计结果显示，龋病检测总人数 1 381 982 人，其中男性为 676 380 人，女性为 705 602 人。总体人群（男+女）、男性和女性龋病检出率分别为 15.96%、14.89% 和 16.99%。

应用 SPSS26.0 软件对相关数据进行统计学分析，使用 $\chi^2$ 检验，以 $P<0.05$ 为差异有统计学意义。在 18～29 岁、30～39 岁、40～49 岁、50～59 岁、60～69 岁、70～79 岁、≥80 岁不同年龄段间进行男女比较，$\chi^2$ 值分别为 29.17、62.44、354.27、837.60、238.27、141.75、27.44，所有年龄组男性龋病检出率均低于女性，差异均有统计学意义。这可能与男女饮食习惯有关。另外，通过对男性、女性各年龄段间的检出率进行比较，龋病检出率在 30～39 岁年龄组达峰值，之后逐渐下降，70～79 岁年龄组最低，80 岁以上有所回升。

## 4. 健康管理建议

龋病是一种多因素疾病，养成良好的口腔卫生习惯和饮食行为习惯能显著降低龋病发生风险。掌握正确的方法和理念，龋病即是可防可控的[1, 2, 4-6]。

（1）菌斑控制：菌斑是龋病的始动因素，菌斑堆积在牙面上没有及时清除是导致龋齿的最重要原因。有效刷牙是清除菌斑最基本的方法，建议配合使用含氟牙膏。清除牙间隙中的菌斑需要靠牙线或牙间隙刷。漱口水虽然有一定的杀菌作用，但是使用不当可导致口腔菌群失调，不建议长期使用。

（2）控制糖的摄入：少吃零食，远离含糖饮料，降低摄糖频率，摄糖后白开水漱口，减少糖类在口腔中的残留，养成良好的饮食习惯。

（3）定期口腔检查：至少每年进行一次口腔检查，做到早发现、早治疗。对于龋病易感者，应适当缩短复查时间，必要时进行专业涂氟来预防龋病的发生[6]。

（刘　敏　任　雯）

## 参 考 文 献

[1] 周学东. 牙体牙髓病学. 5 版. 北京：人民卫生出版社，2020.

[2] 周学东，程磊，郑黎薇. 全生命周期的龋病管理. 中华口腔医学杂志，2018，53（6）：367-373.

[3] Cheng ML，Xu MR，Xie YY，et al. Utilisation of oral health services and economic burden of oral diseases in China [J]. Chin J Dent Res，2018，21（4）：275-284.

[4] 冯希平. 口腔预防医学. 7 版. 北京：人民卫生出版社，2020.

[5] 程磊，周学东. 龋病防治的临床难度评估. 中华口腔医学杂志，2021，56（1）：33-44.

[6] 林岳，刘晓庆，陈润青，等. 氟化物应用于早期龋防治的现状. 智慧健康，2022，5：26-28.

## （十二）痔疮

### 1. 概述

痔疮（hemorrhoid）是肛垫的病理性肥大、移位及肛周皮下血管丛血流淤滞形成的团块，是一种多发病、常见病，其发病率占肛肠疾病的首位[1]。痔疮临床表现主要为内痔与外痔的症状可同时存在，严重时表现为环状痔脱出。痔疮可发生于任何人群，女性混合痔患者占70%，而男性混合痔患者占30%[2]。一般认为不健康的生活方式（如饮酒、辛辣饮食、久坐久站）及错误的排便习惯会增加罹患痔疮的风险[3]。痔疮患者常表现为出血、肿胀、脱出、疼痛、瘙痒和肛门不适等，这些症状严重影响患者的生活质量，此外反复出血可导致继发性贫血，痔有时会引起大出血，需要紧急住院和输血治疗。

### 2. 痔疮检出情况

痔疮的总体检出率随着年龄增长呈现上升趋势，而男性及女性体检者中的趋势也相似。具体情况详见表4-63～表4-65、图4-34。痔疮与年龄密切相关，因为随着年龄的增长，肛门周围的组织和血管变得更加脆弱，容易受到压力和损伤，从而增加了罹患痔疮的风险。而中老年人因为身体功能的退化，更容易患病，但也不排除年轻人由于不良生活习惯和压力导致的发病情况。因此，无论哪个年龄段，都需要关注痔疮的预防和治疗。

表 4-63　2022 年北京市各年龄段痔疮检出情况

| 年龄/岁 | 体检人数/人 | 痔疮检出人数/人 | 检出率/% |
| --- | --- | --- | --- |
| 合计 | 3 071 688 | 409 593 | 13.33 |
| 18～29 | 601 550 | 45 746 | 7.60 |
| 30～39 | 938 276 | 105 045 | 11.20 |
| 40～49 | 653 786 | 95 268 | 14.57 |
| 50～59 | 459 067 | 75 201 | 16.38 |
| 60～69 | 260 875 | 53 832 | 20.64 |
| 70～79 | 114 516 | 25 519 | 22.28 |
| ≥80 | 43 618 | 8 982 | 20.59 |

表 4-64　2022 年北京市男性各年龄段痔疮检出情况

| 年龄/岁 | 体检人数/人 | 痔疮检出人数/人 | 检出率/% |
| --- | --- | --- | --- |
| 合计 | 1 548 706 | 134 953 | 8.71 |
| 18～29 | 295 200 | 15 060 | 5.10 |
| 30～39 | 472 466 | 34 793 | 7.36 |
| 40～49 | 327 229 | 31 539 | 9.64 |
| 50～59 | 246 540 | 23 923 | 9.70 |
| 60～69 | 129 355 | 17 682 | 13.67 |
| 70～79 | 54 961 | 8 436 | 15.35 |
| ≥80 | 22 955 | 3 520 | 15.33 |

表 4-65　2022 年北京市女性各年龄段痔疮检出情况

| 年龄/岁 | 体检人数/人 | 痔疮检出人数/人 | 检出率/% |
| --- | --- | --- | --- |
| 合计 | 1 522 982 | 274 640 | 18.03 |
| 18～29 | 306 350 | 30 686 | 10.02 |
| 30～39 | 465 810 | 70 252 | 15.08 |
| 40～49 | 326 557 | 63 729 | 19.52 |

续表

| 年龄/岁 | 体检人数/人 | 痔疮检出人数/人 | 检出率/% |
|---|---|---|---|
| 50～59 | 212 527 | 51 278 | 24.13 |
| 60～69 | 131 520 | 36 150 | 27.49 |
| 70～79 | 59 555 | 17 083 | 28.68 |
| ≥80 | 20 663 | 5 462 | 26.43 |

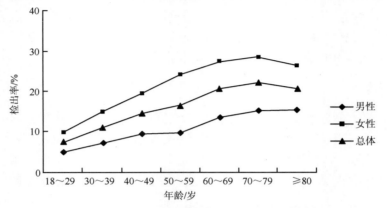

图 4-34　2022 年北京市各年龄段痔疮检出情况

### 3. 分析

本次统计结果显示，体检总人数 3 071 688 人，其中男性为 1 548 706 人，女性为 1 522 982 人。总体人群（男+女）、男性人群及女性人群痔疮检出率分别为 13.33%、8.71% 和 18.03%，女性人群检出率明显高于男性；男性、女性人群检出率均随年龄增长而呈上升趋势（≥80 岁稍下降）。

应用 SPSS17.0 软件对相关数据进行统计学分析，使用 $\chi^2$ 检验，以 $P<0.05$ 为差异有统计学意义。结果如下：女性人群痔疮检出率（18.03%）明显高于男性人群（8.71%），$\chi^2$ 值为 17.52，$P<0.01$，差异有统计学意义。这是由女性盆腔生理解剖的特殊性造成的。因为女性生理的特殊性，肛门直肠部所承受的压力较男性大，对肛门直肠的功能、局部血液循环均易产生不良影响，故痔疮的患病率女性比男性高，特别是在妊娠和分娩时期，这种情况更加严重。此外，职业女性多从事久坐久站的工作，工作压力大，精神常处于紧张状态，心理焦虑增加，容易忽视便意，忍便不排，久而久之导致习惯性便秘，成为诱导痔疮发生的一个不可忽视的重要因素。

### 4. 健康管理建议

痔疮是一种很常见的肛肠疾病，尤其是中年人和老年人。痔疮不仅会带来不适和疼痛，还可能严重影响生活质量。

（1）避免久坐久站、如厕时间过长。

（2）增加摄入膳食纤维和纤维素类食物，避免辛辣刺激。

（3）依据痔疮分度及具体症状，可采用口服药物、外用涂抹及外洗药物治疗。

（4）必要时手术治疗，依据痔疮的具体分度及症状，决定具体手术方式。

（于国志）

### 参 考 文 献

[1] 中国中西医结合学会大肠肛门病专业委员会. 中国痔病诊疗指南（2020）. 结直肠肛门外科，2020，26（5）：519-533.

[2] 乔敬华，何佳伟，周军惠. 基于流行病学调查的农村社区居民痔病中医药防治对策探讨. 上海中医药杂志，2019，53（6）：14-19.

[3] Gallo G，Martellucci J，Sturiale A，et al. Consensus statement of the Italian society of colorectal surgery（SICCR）：management and treatment of hemorrhoidal disease. Tech Coloproctol，2020，24（2）：145-164.

# 第五章

# 总　结

健康不仅影响人民群众的生活质量，更关系到国家的经济发展和长治久安[1]。党的二十大强调"推进健康中国建设"，把保障人民健康放在优先发展的战略地位。国务院办公厅 2022 年 5 月 20 日发布《"十四五"国民健康规划》，完整、准确、全面贯彻新发展理念，构建新发展格局，把人民群众生命安全和身体健康放在第一位，贯彻新时代党的卫生健康工作方针，全面推进健康中国建设。规划要求织牢公共卫生防护网，提高疾病预防控制能力，完善监测预警机制，增加规范化健康管理服务供给，发展高危人群健康体检、健康风险评估、健康咨询和健康干预等服务。体检工作是我国公共卫生体系内疾病预防的重要一环，对于促进国民健康、减缓医疗压力具有重要意义。定期健康体检目前在我国已经发展成为疾病早发现、早诊断、早治疗的一个重要手段[2]。

本报告中，男性前十位体检异常体征检出率如下：血脂异常 41.24%、超重 32.97%、脂肪肝 31.96%、甲状腺结节 28.41%、骨量减少/骨质疏松 27.85%、血尿酸升高 24.34%、幽门螺杆菌阳性 19.03%、颈动脉斑块 18.45%、肥胖 18.22%、血压升高 17.67%。其中，血脂异常、超重及脂肪肝已经连续十年成为排名前三的异常体征，且患病率较往年有所上升。血脂异常是常见的代谢性疾病之一，使人群罹患心血管疾病的风险增加，疾病负担日渐加重[3]。其患病影响因素主要包括性别、高龄、教育程度、吸烟及肥胖等[4]。当前，各国为应对血脂异常问题，相继制定了血脂异常预防和管理指南。如 2016 年 10 月我国发布《中国成人血脂异常防治指南（2016 年修订版）》[5]，旨在全面提升我国血脂管理水平，提高人群的身体功能和健康状态。超重会通过多种途径导致一系列疾病发病风险增高，如作为独立危险因素会增加高尿酸血症的患病率[6]，与动脉粥样硬化共病会增加 2 型糖尿病发病率[7]等。超重和肥胖人群健康相关生命质量较差，且自我认知相对薄弱[8]，应当加强对于超重及肥胖人群的健康宣传教育，推广健康生活方式，降低人群肥胖率。脂肪肝是由于各种原因导致的肝细胞中脂肪过度堆积的病变[9]，目前正逐渐取代病毒性肝炎成为全球第一大肝病[10]，脂肪肝独立危险因素包括年龄、BMI、血糖、尿酸水平等[10]，且常伴发各种心血管代谢疾病[11]。男性前十位体检异常体征很多都具有共同的危险因素，且很多都与生活方式有关，未来应该多病共治，控制多种疾病的共同危险因素，以减少人群疾病负担。

女性前十位体检异常体征检出率如下：乳腺增生 37.76%、甲状腺结节 33.68%、血脂异常 31.47%、骨量减少/骨质疏松 28.84%、超重 20.87%、痔疮 18.03%、龋病 16.99%、子宫肌瘤 16.67%、幽门螺杆菌阳性 16.44%、脂肪肝 16.22%，其中乳腺增生、甲状腺结节、血脂异常、骨量减少/骨质疏松和超重已经连续七年成为排名前五的异常体征。乳腺增生发病率占所有乳腺疾病的 70%～80%[12]，并且有逐渐升高的趋势，严重影响女性的身体和心理健康。其独立危险因素包括月经紊乱、流产次数、不规律饮食、痛经、初产年龄、怀孕次数等[13]。因此应当重点关注女性高危人群，加强宣传教育，降低危险因素的暴露。甲状腺结节是最常见的甲状腺疾病之一[14]，主要与年龄、性别、BMI、空腹血糖密切相关[15]，在男性体检人群中检出率也不低，位于异常体征的第四位。有研究发现，尿碘水平是甲状腺结节的重要独立危险因素，过高或者过低都会导致甲状腺结节的发病率增高[16]，可以通过调节人群饮食结构，调整碘摄入水平，降低甲状腺结节的患病率。女性骨量减少/骨质疏松患者在人群中占比处于较高水平，这可能与女性雌激素代谢紊乱有关[17]，雌激素代谢紊乱情况加重，增加了患骨质疏松的概率。因此，未来应当考虑将雌激素检测及早期干预作为女性骨质疏松防治的新方向。值得注意的是，痔疮和龋病位于女性体检异常体征的前十位，而未列入男性体检异常体征的前十位。这两类疾病虽然对寿命影响不大，但对生活质量有较大影响，因此还需要积极进行干预，以提升女性生活质量。另外，与男性体检对象异常检出体征具有相同特点的是，女性体检对象血脂异常、超重的检出率同样较高，这反映出北京市居民的慢性病发病风险仍处于较高水平，整体防控的压力还很大。

　　"十四五"时期是我国实现第二个百年奋斗目标的重要时间节点，是我国向第二个百年奋斗目标进军的第一个五年。为提高国民健康水平，我国相继出台了大量宏观政策性文件，包括《国家职业病防治规划（2021—2025 年）》《"健康中国 2030"规划纲要》《健康中国行动（2019—2030 年）》等。这些政策的出台极大地推进了健康中国建设，为人民群众提供全方位全周期健康服务，不断满足人民群众日益增长的健康需求，提高人民群众的健康水平。目前我国居民主要健康指标总体虽优于中高收入国家平均水平，但调查显示我国居民健康素养水平总体仍比较低，关于预防疾病、早期发现、紧急救援、及时就医、合理用药、应急避险等维护健康的知识技能比较缺乏，吸烟、过量饮酒、缺乏锻炼、不合理膳食的不健康生活行为方式比较普遍。因此，除了从政府和部门的角度提出政策措施，还需要对社会和公众提出合理的健康建议，把健康中国战略的理念和要求融入公众日常生活的方方面面。居民要提高自身的健康素养，养成健康的生活方式，合理膳食，维护自身健康。每个人都是自己健康的第一责任人，对家庭和社会都负有健康责任，推进健康中国建设，需要每个人都行动起来。

## 参 考 文 献

[1] 陈苗苗，韩欣慰，马迪，等. 我国居民健康水平与区域经济的耦合协调性研究. 现代预防医学，2022，49（15）：2784-2788，2794.

[2] 李梦宇，连隽，廖子锐，等. 国家基本公共卫生服务老年人健康体检的异常检出率分析. 中国全科医学，2023，26（22）：2756-2762.

[3] 黄绮娴，温燕婷，黄俊，等. 社区老年居民血脂异常患病率及其影响因素研究. 中国全科医学，2023，26（28）：3520-3525.

[4] 潘磊磊，游弋，孙宇，等. 辽宁省 35～75 岁居民血脂异常患病情况及影响因素分析. 中国慢性病预防与控制，2023，31（7）：485-488.

[5] 王增武，刘静，李建军，等. 中国血脂管理指南（2023 年）. 中国循环杂志，2023，38（3）：237-271.

[6] 张换想，瞿菽含，邱洪斌，等. 不同肥胖指标对高尿酸血症预测能力的研究. 现代预防医学，2023，50（10）：1908-1915.

[7] 方堃，丁岩，霍康. 超重/肥胖与血浆致动脉粥样硬化指数及其交互作用对 45 岁及以上人群 2 型糖尿病患病风险的影响. 郑州大学学报（医学版），2023（4）：489-493.

[8] 王定尧，谢诗桐，贺小宁. 中国超重与肥胖人群健康相关生命质量及自我认知研究. 中国慢性病预防与控制，2023，31（2）：111-116.

[9] 常琴雪，王肖萌，王淳，等. 基于关联规则的老年人脂肪肝相关危险因素研究. 中国卫生统计，2022，39（4）：558-561.

[10] 邓江，韩致毅，肖彩兰，等. 非肥胖型脂肪肝患病率及影响因素分析. 临床肝胆病杂志，2021，37（11）：2600-2604.

[11] 宁张弛，刘振丽，王淳，等. 基于"君火不煦脾土"理论探究心血管疾病与非酒精性脂肪肝共病的发病机制. 中国中医基础医学杂志，2023，29（2）：247-249，284.

[12] 刘胜，王怡，吴春宇，等. 中西医结合临床诊疗乳腺增生专家共识. 中华中医药杂志，2023，38（3）：1159-1164.

[13] 李斌，廖秋月，王兆芬，等. 中国女性乳腺增生危险因素 Meta 分析. 中国健康教育，2016，32（5）：443-446.

[14] 高天舒，倪青. 甲状腺结节病证结合诊疗指南（2022）. 中医杂志，2023，64（4）：425-432.

[15] 任香凝，王玉霞，孙楠，等. 健康体检人群甲状腺结节的影响因素及随访分析. 环境与健康杂志，2020，37（5）：400-404.

[16] 邓真亭，牛奔，高洁，等. 尿碘与甲状腺结节相关性及其恶性风险的研究. 重庆医科大学学报，2022，47（11）：1273-1277.

[17] 伍海艳，吴荣艳，钟凤元，等. 雌激素代谢紊乱对老年女性骨质疏松患者的影响. 中国老年学杂志，2021，41（12）：2567-2569.

# 致　谢

特别感谢北京市卫生健康委员会医政医管处、北京市卫生健康大数据与政策研究中心对本报告编写工作的指导。

特别感谢首都医科大学公共卫生学院郭秀花教授、刘相佟老师团队，首都医科大学宣武医院褚熙主任、于炳新老师，首都医科大学附属北京安贞医院胡荣主任、芦燕玲老师，北京同仁医院陈东宁主任、崔晶老师，北京天坛医院郑华光主任、张龙友主任，北京佑安医院张晶主任、卫小蝶老师，北京市肛肠医院于国志主任，北京口腔医院刘敏主任、任雯老师，中国康复研究中心亓攀老师、中国人民大学统计学院王瑜教授，以及其他编委会成员为报告编写付出的巨大努力。

# 附　录

## 附录一　指　标　解　释

### （一）专项体检统计指标解释

#### 1. 专项体检

$$阳性体征检出率 = 阳性体征人数/实际检查人数 \times 100\%$$

#### 2. 高招体检

（1）完全合格、基本合格、不合格：根据《普通高等学校招生体检工作指导意见》，对考生的体检结论分为三种类型："合格""基本合格""不合格"。"合格"是指考生通过体检，身体健康状况完全符合相关文件要求，除对考生有特别要求的个别学校以外，其他院校均可报考，专业选择不受限制；"基本合格"是指通过体检，身体健康状况总体是合格的，但不适宜从事某类专业的学习；"不合格"是指通过体检，发现考生患有某种疾病、传染病或生理缺陷、严重残疾，不能坚持正常学习与生活。

（2）视力不良：根据《全国学生体质健康状况调查研究工作手册》，轻度视力不良，双眼裸眼视力均≤4.9且>4.8；中度视力不良，双眼裸眼视力均≤4.8且≥4.6；重度视力不良，双眼裸眼视力均≤4.5。

（3）血压升高：根据《中国高血压防治指南2010》，收缩压≥140mmHg和（或）舒张压≥90mmHg。

（4）儿童青少年超重与肥胖的筛查。

$$体重指数（BMI）= 体重（kg）/[身高（m）]^2$$

当被检者BMI值大于或等于相应年龄、性别组的超重值，而小于相应组段的肥胖值时，判断为超重；当被检者BMI值大于或等于相应年龄、性别组的肥胖值时判断为肥胖。儿童青少年BMI值超重和肥胖的判定见附表1-1。

附表 1-1　儿童青少年 BMI 值超重和肥胖的判定　　　　　（单位：kg/m²）

| 年龄/岁 | 超重值 | | 肥胖值 | |
|---|---|---|---|---|
| | 男 | 女 | 男 | 女 |
| 7 | 17.4 | 17.2 | 19.2 | 18.9 |
| 8 | 18.1 | 18.1 | 20.3 | 19.9 |
| 9 | 18.9 | 19.0 | 21.4 | 21.0 |
| 10 | 19.6 | 20.0 | 22.5 | 22.1 |
| 11 | 20.3 | 21.1 | 23.6 | 23.3 |
| 12 | 21.0 | 21.9 | 24.7 | 24.5 |
| 13 | 21.9 | 22.6 | 25.7 | 25.6 |
| 14 | 22.6 | 23.0 | 26.4 | 26.3 |
| 15 | 23.1 | 23.4 | 26.9 | 26.9 |
| 16 | 23.5 | 23.7 | 27.4 | 27.4 |
| 17 | 23.8 | 23.8 | 27.8 | 27.7 |
| 18 | 24.0 | 24.0 | 28.0 | 28.0 |

（5）儿童青少年生长迟滞筛查：当被检者身高小于相应年龄、性别组的身高值时，判断为生长迟滞。判定标准见附表 1-2。

附表 1-2　WHO 儿童青少年生长迟滞的判定（身高值）　　　　（单位：cm）

| 年龄/岁 | 身高判定值 | |
| --- | --- | --- |
| | 男 | 女 |
| 6 | ＜108.7 | ＜107.4 |
| 7 | ＜113.6 | ＜112.4 |
| 8 | ＜118.3 | ＜117.6 |
| 9 | ＜122.8 | ＜123.0 |
| 10 | ＜127.3 | ＜128.7 |
| 11 | ＜132.2 | ＜134.7 |
| 12 | ＜137.9 | ＜140.2 |
| 13 | ＜144.5 | ＜144.4 |
| 14 | ＜150.8 | ＜147.1 |
| 15 | ＜155.5 | ＜148.5 |
| 16 | ＜158.8 | ＜149.2 |
| 17 | ＜160.6 | ＜149.7 |
| 18 | ＜161.6 | ＜150.0 |

（6）儿童青少年消瘦筛查：当被检者 BMI 值小于相应年龄、性别组的 BMI 值时，判断为消瘦。判定标准见附表 1-3。

附表 1-3　WHO 儿童青少年消瘦的判定（BMI 值）　　　　（单位：kg/m²）

| 年龄/岁 | BMI 判定值 | |
| --- | --- | --- |
| | 男 | 女 |
| 6 | ＜13.4 | ＜13.1 |
| 7 | ＜13.6 | ＜13.2 |
| 8 | ＜13.8 | ＜13.4 |
| 9 | ＜14.0 | ＜13.7 |
| 10 | ＜14.3 | ＜14.1 |
| 11 | ＜14.7 | ＜14.6 |
| 12 | ＜15.1 | ＜15.2 |
| 13 | ＜15.7 | ＜15.8 |
| 14 | ＜16.3 | ＜16.3 |
| 15 | ＜16.8 | ＜16.7 |
| 16 | ＜17.3 | ＜16.9 |
| 17 | ＜17.7 | ＜17.1 |
| 18 | ＜18.1 | ＜17.2 |

（7）丙氨酸氨基转移酶升高：ALT＞40U/L。

（8）色觉异常：色觉检查方法为将色盲本置于明亮的自然光线下（但阳光不得直接照射在色盲本上），距离被检者 70cm，让被检者迅速读出色盲本上的数字或图形，每图不得超过 10 秒钟。按色盲本所附的说明，判定是否正确，以及是哪一种色盲或色弱。

### 3. 中招体检

（1）完全合格、基本合格、不合格：根据《北京市普通高中招生体检标准》《技工学校招生体检标准及执行细则》《普通中等专业学校招生体检标准》等相关文件规定，对考生的体检结论分为三种类型：

"合格""基本合格""不合格"。"合格"是指考生通过体检，身体健康状况完全符合相关文件要求，除对考生有特别要求的个别学校以外，其他院校均可报考，专业选择不受限制；"基本合格"是指通过体检，考生身体健康状况是合格的，但不适宜从事某类专业的学习；"不合格"是指通过体检，发现考生患有某种疾病、传染病或生理缺陷、严重残疾，不能坚持正常学习与生活。

（2）视力不良：根据《技工学校招生体检标准及执行细则》丙部分的 3、4、5、6 条，以及《普通中等专业学校招生体检标准》第二部分 12、13 条规定，统计指标解释为任何一眼裸眼视力低于 5.0。

（3）身高不足：根据《关于普通中等专业学校招生体检工作的通知》，统计指标解释为男性身高≤160cm（17 岁以上男性身高≤165cm）、女性身高≤150cm（17 岁以上女性身高≤155cm）。

### 4. 机动车驾驶员体检

机动车驾驶员体检不合格原因：视力、色盲、四肢、听力、躯干、身高根据《公安部关于修改〈机动车驾驶证申领和使用规定〉的决定》（公安部令第 139 号）第十二条（二）部分中关于身体条件的要求。

### 5. 教师资格认定体检

教师资格认定体检不合格原因如下：
（1）传染病、性病：根据《北京市教师资格认定体格检查标准（试行）》第 3 条。
（2）肌肉骨骼系统：根据《北京市教师资格认定体格检查标准（试行）》第 10、11、12、13、14 条。
（3）眼、耳、鼻、口腔及附属器：根据《北京市教师资格认定体格检查标准（试行）》第 5、6、7、8、9 条。
（4）内分泌疾病：根据《北京市教师资格认定体格检查标准（试行）》第 15 条。
（5）重要脏器手术：主要脏器（心、肺、肝、脾、肾、胃肠等）做过较大手术。

### 6. 药品从业人员体检

药品从业人员体检不合格原因如下：
（1）传染病：根据《北京市药品从业人员体检标准》第四条。
（2）皮肤病：根据《北京市药品从业人员体检标准》第七条。

## （二）健康体检统计指标解释

（1）常住人口：是指实际居住在一定区域一定时间（半年以上）的人口。

（2）每 10 万常住人口拥有开展健康体检医疗机构数：为年内开展健康体检医疗机构数/当年常住人口数×100 000×100%。

（3）每 10 万常住人口拥有从事健康体检的卫生技术人员数：为年内从事健康体检的卫生技术人员数/当年常住人口数×100 000×100%。

（4）每千常住人口参加健康体检人次数：为年内健康体检人数/当年常住人口数×1000×100%。

（5）阳性体征检出率：为阳性体征人数/实际检查人数×100%。

（6）超重：根据中华人民共和国卫生行业标准《成人体重判定》（WS/T 428—2013），$24kg/m^2 \leqslant BMI < 28kg/m^2$。

（7）肥胖：根据《成人体重判定》标准，$BMI \geqslant 28kg/m^2$。

（8）中心型肥胖：根据《成人体重判定》标准，男性腰围≥90cm，女性腰围≥85cm。

（9）腰臀比（W/H）异常：根据北京医师协会组织编写的《健康体检操作常规》（2012 年版），男性 W/H＞0.95，女性 W/H＞0.85。

（10）血压升高：根据《中国高血压防治指南 2010》，收缩压≥140mmHg 和（或）舒张压≥90mmHg。

（11）甲状腺肿物：指外科触诊发现的甲状腺区域内的各类占位性病变，尚不确定良恶性。

（12）阴道炎症：具有滴虫、萎缩（老年）性阴道炎、外阴阴道念珠菌（霉菌）病、细菌性阴道病等临床表现。

（13）子宫颈炎症：具有急慢性子宫颈炎的临床表现。

（14）年龄相关性白内障（老年性白内障）：多数为中老年时期开始发生的晶状体混浊，随着年龄增加，患病率明显增高。

（15）视网膜动脉硬化：眼底所见，表现为视网膜动脉弥漫性变细、弯曲度增加、颜色变淡，动脉反光带增宽，血管走行平直，动静脉交叉处可见静脉隐蔽和静脉斜坡现象，视网膜可见渗出和出血。眼底动脉壁增厚、弹性减退、变硬。

（16）糖尿病视网膜病变：糖尿病导致眼底视网膜组织发生的病变。

（17）高血压视网膜病变：伴随有血压持续升高后出现的视网膜动脉收缩、视网膜出血及视网膜神经受损的病理过程。在与视网膜动脉硬化的鉴别诊断中应参考高血压病史或血压测量值。

（18）黄斑病变：发生于黄斑部的各种原发或继发性疾病的总称。

（19）脂肪肝：各种原因引起的肝细胞内脂肪堆积过多的病变。腹部超声检查所见，只统计中重度脂肪肝。

（20）肝脏占位性病变：腹部超声检查所见，指肝脏实性占位性病变，声像图特征倾向于恶性或不明原因的肝脏实性、混合性包块，除外肝血管瘤、肝囊肿、多囊肝等影像可明确定性描述的肿物。

（21）肝硬化：腹部超声检查所见，肝硬化声像图改变，门静脉内径大于 1.3cm，脾静脉内径大于 0.8cm，肠系膜上静脉内径大于 0.7cm，脾脏增大；可出现腹水。

（22）肝囊肿：腹部超声检查所见，肝内分散分布圆形或椭圆形无回声区，一至数个，大小不等。

（23）肝脏弥漫性病变：腹部超声检查所见，除脂肪肝外其他原因引起的累及全肝的弥漫性病变。

（24）胆囊息肉样病变：腹部超声检查所见，胆囊局部增厚或隆起的软组织病变。

（25）胆囊结石：腹部超声检查所见，胆囊内或胆囊壁结石。

（26）胰腺占位性病变：腹部超声检查所见，声像图特征倾向于恶性或不能明确原因的胰腺实性、混合性包块。

（27）肾结石：腹部超声检查所见，发生于肾盏、肾盂及肾盂与输尿管连接部的结石。

（28）肾占位性病变：腹部超声检查所见，指肾实性占位性病变，声像图特征倾向于恶性或不能明确原因的肾脏实性、混合性包块。

（29）肾弥漫性病变：腹部超声检查所见，肾实质厚度增厚或变薄，回声减弱或增强，皮髓分界不清。

（30）甲状腺结节：甲状腺超声检查所见，甲状腺囊性、实性、混合性结节。

（31）甲状腺弥漫性病变：甲状腺超声检查所见，甲状腺大小可无明显改变，实质弥漫性或局限性回声不均匀，呈网格状或结节样改变。

（32）子宫肌瘤：妇科超声检查所见，发生于子宫浆膜下、肌层或内膜的子宫肿瘤。

（33）子宫腺肌病：妇科超声检查所见，子宫弥漫性增大，轮廓清晰，肌层出现边界不清的局限性病灶。

（34）卵巢囊肿：妇科超声检查所见，包括卵泡囊肿、黄体囊肿、黄素囊肿、出血性卵巢囊肿。

（35）附件占位性病变：妇科超声检查所见，发生于卵巢、输卵管、盆腔腹膜，为不明原因、不明性质的实性、混合性包块。

（36）颈动脉斑块：颈动脉超声检测显示，颈动脉 IMT 增厚≥1.5mm，向血管腔内凸出，或局限性内膜增厚高于周边 IMT 的 50%。

（37）乳腺增生：乳腺超声检查所见，乳腺单侧或双侧乳腺结构紊乱，可出现腺管囊状扩张。

（38）乳腺占位性病变：乳腺超声检查所见，指乳腺实性占位性病变，声像图特征倾向于恶性或不能明确原因的乳腺实性、混合性包块。

（39）骨量减少：依各机构使用的 X 射线骨密度仪或超声骨密度仪标准范围判定。

（40）骨质疏松：依各机构使用的 X 射线骨密度仪或超声骨密度仪标准范围判定。

（41）肺纹理改变：包括肺纹理增粗、增多、紊乱。

（42）肺浸润性改变：肺内片状或斑片状模糊影，多见于浸润性肺结核，少数见于肺炎。

（43）陈旧性肺结核：肺内条索状影、斑点影、钙化灶。

（44）肺结核：包括可疑肺结核和活动性肺结核。

（45）肺占位性改变：肺内出现肿块或结节影。

（46）纵隔占位性病变：纵隔内出现肿块影。

（47）心脏形态改变及心影扩大：心脏形状异常；心脏增大，心胸比大于 0.5。

（48）血脂异常：总胆固醇升高、甘油三酯升高、高密度脂蛋白胆固醇降低和低密度脂蛋白胆固醇升高，符合任意一项即为血脂异常。

（49）空腹血糖升高、糖化血红蛋白升高、血清丙氨酸氨基转移酶升高、γ-谷氨酰转肽酶升高、血肌酐升高、血尿酸升高、游离 $T_3$ 及 $T_4$ 均升高，TSH 降低、血红蛋白降低、便隐血阳性：依各机构检验结果判定。

（50）幽门螺杆菌阳性：检查方法不限，以检测结果为准。

（51）宫颈细胞学 TBS（the Bethesda system）描述性诊断：根据子宫颈细胞学报告系统（TBS-2014）诊断标准判定。

（52）未见上皮内病变细胞或恶性细胞：包括病原体和其他非瘤样变发现。

（53）腺癌：宫颈管、子宫内膜、子宫以外或不能明确来源。

# 附录二　机　构　名　单

参见附表 2-1～附表 2-7。

**附表 2-1　承担高招体检的医疗机构名单**

| 序号 | 医疗机构名称 | 序号 | 医疗机构名称 |
| --- | --- | --- | --- |
| 1 | *北京市体检中心 | 13 | *北京市房山区第一医院 |
| 2 | *北京市第六医院 | 14 | *北京市房山区良乡医院 |
| 3 | *北京市普仁医院 | 15 | *北京燕化医院 |
| 4 | *北京市第二医院 | 16 | *首都医科大学附属北京潞河医院 |
| 5 | *北京市宣武中医医院 | 17 | *北京中医医院顺义医院 |
| 6 | *北京市第一中西医结合医院 | 18 | *北京市昌平区医院 |
| 7 | *北京市中关村医院 | 19 | *北京市大兴区人民医院 |
| 8 | *北京中西医结合医院 | 20 | *北京怀柔医院 |
| 9 | *北京丰台医院 | 21 | *北京平谷区医院 |
| 10 | *北京市石景山医院 | 22 | *北京市密云区医院 |
| 11 | *北京首颐矿山医院 | 23 | *北京市延庆区医院 |
| 12 | *北京市门头沟区医院 | | |

**附表 2-2　承担中招体检的医疗机构名单**

| 序号 | 医疗机构名称 | 序号 | 医疗机构名称 |
| --- | --- | --- | --- |
| 1 | *北京市东城区中小学卫生保健所 | 10 | *北京市房山区燕山医院 |
| 2 | *北京市西城区学校卫生保健所 | 11 | *北京市通州区中小学卫生保健所 |
| 3 | *北京市朝阳区中小学卫生保健所 | 12 | *北京市顺义区中小学卫生保健所 |
| 4 | *北京市海淀区体育运动与卫生健康促进中心 | 13 | *北京市昌平区中小学卫生保健所 |
| 5 | *北京市丰台区教育委员会卫生健康管理中心 | 14 | *北京市大兴区学生体育健康中心 |
| 6 | *北京市石景山区中小学卫生保健所 | 15 | *北京市怀柔区中小学卫生保健所 |
| 7 | *北京首颐矿山医院 | 16 | *北京市平谷区中小学卫生保健所 |
| 8 | *北京市门头沟区中小学卫生保健所 | 17 | *北京市密云区中小学卫生保健所 |
| 9 | *北京市房山区中小学卫生保健所 | 18 | *北京市延庆区中小学卫生保健站 |

**附表 2-3　承担残疾人机动轮椅车驾驶员体检的医疗机构名单**

| 序号 | 医疗机构名称 | 序号 | 医疗机构名称 |
| --- | --- | --- | --- |
| 1 | *北京市体检中心 | 6 | *北京市第一中西医结合医院 |
| 2 | *北京市第六医院 | 7 | *北京市中关村医院 |
| 3 | *北京市普仁医院 | 8 | *北京丰台医院 |
| 4 | *北京市第二医院 | 9 | *北京市石景山医院 |
| 5 | *北京市回民医院 | 10 | *北京市门头沟区医院 |

| 序号 | 医疗机构名称 | 序号 | 医疗机构名称 |
|---|---|---|---|
| 11 | *北京市房山区良乡医院 | 16 | *北京怀柔医院 |
| 12 | *首都医科大学附属北京潞河医院 | 17 | *北京市平谷区医院 |
| 13 | *北京中医医院顺义医院 | 18 | *北京市密云区医院 |
| 14 | *北京市昌平区医院 | 19 | *北京市延庆区医院 |
| 15 | *北京市大兴区人民医院 | | |

**附表 2-4　承担教师资格认定体检的医疗机构名单**

| 序号 | 医疗机构名称 | 序号 | 医疗机构名称 |
|---|---|---|---|
| 1 | *北京市体检中心 | 11 | *北京市房山区良乡医院 |
| 2 | *北京市第六医院 | 12 | *首都医科大学附属北京潞河医院 |
| 3 | *北京市普仁医院 | 13 | *北京中医医院顺义医院 |
| 4 | *北京市第二医院 | 14 | *北京市昌平区医院 |
| 5 | *北京市宣武中医医院 | 15 | *北京市大兴区人民医院 |
| 6 | *北京市第一中西医结合医院 | 16 | *北京怀柔医院 |
| 7 | *北京市中关村医院 | 17 | *北京市平谷区医院 |
| 8 | *北京丰台医院 | 18 | *北京市密云区医院 |
| 9 | *北京市石景山医院 | 19 | *北京市延庆区医院 |
| 10 | *北京市门头沟区医院 | | |

**附表 2-5　承担药品从业人员体检的医疗机构名单**

| 序号 | 医疗机构名称 | 序号 | 医疗机构名称 |
|---|---|---|---|
| 1 | *北京市体检中心 | 11 | *北京市房山区第一医院 |
| 2 | *北京市隆福医院 | 12 | *北京市通州区中医医院 |
| 3 | *北京市第四医院 | 13 | *北京市顺义区医院 |
| 4 | *北京市第二医院 | 14 | *北京市昌平区医院 |
| 5 | *北京市回民医院 | 15 | *北京市大兴区人民医院 |
| 6 | *北京市垂杨柳医院 | 16 | *北京怀柔医院 |
| 7 | *北京市中关村医院 | 17 | *北京市平谷区医院 |
| 8 | *北京丰台医院 | 18 | *北京市密云区医院 |
| 9 | *北京市石景山医院 | 19 | *北京市延庆区医院 |
| 10 | *北京市门头沟区医院 | | |

**附表 2-6　承担机动车驾驶员体检的医疗机构名单（2022 年开展机动车驾驶员体检业务机构）**

| 序号 | 医疗机构名称 | 序号 | 医疗机构名称 |
|---|---|---|---|
| 1 | 北京市隆福医院 | 15 | 北京积水潭医院（新街口院区） |
| 2 | 北京市和平里医院 | 16 | 北京市监狱管理局中心医院 |
| 3 | 北京市普仁医院 | 17 | 北京市健宫医院 |
| 4 | 北京市东城区第一人民医院 | 18 | 北京市第一中西医结合医院 |
| 5 | 首都医科大学附属北京同仁医院（东区） | 19 | 北京市朝阳区中医医院 |
| 6 | 首都医科大学附属北京中医医院 | 20 | 北京市垂杨柳医院 |
| 7 | 北京市西城区展览路医院 | 21 | 北京市朝阳区双桥医院 |
| 8 | 北京市第二医院 | 22 | 北京市第一中西医结合医院（东坝院区） |
| 9 | 北京市肛肠医院（北京市二龙路医院） | 23 | 北京市体检中心 |
| 10 | 北京市西城区广外医院 | 24 | 首都医科大学附属北京朝阳医院 |
| 11 | 北京市回民医院 | 25 | 首都医科大学附属北京安贞医院 |
| 12 | 首都医科大学附属复兴医院 | 26 | 首都医科大学附属北京地坛医院 |
| 13 | 北京市宣武中医医院 | 27 | 民航总医院 |
| 14 | 首都医科大学宣武医院 | 28 | 北京华信医院 |

续表

| 序号 | 医疗机构名称 | 序号 | 医疗机构名称 |
|---|---|---|---|
| 29 | 应急总医院 | 65 | 北京中医药大学东直门医院东区（原北京市通州区中医医院） |
| 30 | 航空总医院 | 66 | 北京市通州区潞河医院 |
| 31 | 北京朝阳急诊抢救中心 | 67 | 北京市通州区妇幼保健院 |
| 32 | 北京市中关村医院 | 68 | 北京市通州区中西医结合医院（通州区中西结合骨伤医院） |
| 33 | 北京中西医结合医院 | 69 | 北京市顺义区医院 |
| 34 | 北京市海淀医院 | 70 | 北京市顺义区妇幼保健院 |
| 35 | 北京市海淀区精神卫生防治院 | 71 | 北京市顺义区空港医院 |
| 36 | 北京市海淀区妇幼保健院 | 72 | 北京市顺义区中医医院 |
| 37 | 北京大学第三医院 | 73 | 首都医科大学附属北京地坛医院顺义院区（原潮白河骨伤科医院） |
| 38 | 北京老年医院 | 74 | 中国中医科学院广安门医院南区（原大兴中医院） |
| 39 | 首都医科大学附属北京世纪坛医院 | 75 | 北京市大兴区人民医院 |
| 40 | 航天中心医院 | 76 | 大兴区中西医结合医院（原北京市大兴区红星医院） |
| 41 | 北京市化工职业病防治院 | 77 | 北京市仁和医院 |
| 42 | 北京市社会福利医院 | 78 | 首都医科大学附属北京同仁医院（南区） |
| 43 | 清华大学医院 | 79 | 北京市昌平区医院 |
| 44 | 北京水利医院 | 80 | 北京市昌平区南口医院 |
| 45 | 中国中医科学院西苑医院 | 81 | 北京市昌平区沙河医院 |
| 46 | 北京市丰台中西医结合医院(原北京市丰台区长辛店医院） | 82 | 北京市昌平区中西医结合医院 |
| 47 | 北京市丰台区中医医院（北京市丰台区南苑医院） | 83 | 北京市昌平区中医医院 |
| 48 | 北京市丰台康复医院（铁营医院） | 84 | 北京小汤山医院 |
| 49 | 北京丰台医院 | 85 | 北京龙山中医医院 |
| 50 | 北京博爱医院 | 86 | 北京市监狱管理局清河分局医院 |
| 51 | 中国航天科工集团七三一医院 | 87 | 北京市密云区妇幼保健院 |
| 52 | 北京航天总医院 | 88 | 北京市密云区中医医院 |
| 53 | 北京中医药大学东方医院 | 89 | 北京市密云区医院 |
| 54 | 首都医科大学附属北京天坛医院 | 90 | 北京市平谷区妇幼保健院（平谷区妇幼保健计划生育服务中心） |
| 55 | 北京市石景山医院 | 91 | 北京市平谷区医院 |
| 56 | 北京朝阳医院（西院体检中心） | 92 | 北京市中医医院平谷医院（原北京市平谷区中医医院） |
| 57 | 北京大学首钢医院 | 93 | 北京市延庆区医院（北京大学第三医院延庆医院） |
| 58 | 中国中医科学院眼科医院 | 94 | 北京中医医院延庆医院（原延庆县中医医院） |
| 59 | 北京市门头沟区医院 | 95 | 延庆区第二医院 |
| 60 | 北京京煤集团总医院 | 96 | 北京市怀柔区妇幼保健院 |
| 61 | 北京市房山区第一医院 | 97 | 北京怀柔医院（原北京市怀柔区第一医院） |
| 62 | 北京市房山区中医医院 | 98 | 北京市怀柔区中医医院 |
| 63 | 北京市房山区良乡医院体检中心 | 99 | 北京市怀柔区第二医院 |
| 64 | 北京燕化医院 | | |

**附表 2-7　2022 年北京市卫生健康委准予开展健康体检服务的医疗机构名单**

| 序号 | 所在区 | 机构名称 |
|---|---|---|
| 1 | 海淀区 | *北京爱康国宾白石门诊部 |
| 2 | 西城区 | *北京爱康国宾白云医院 |
| 3 | 朝阳区 | *北京爱康国宾建外门诊部 |

| 序号 | 所在区 | 机构名称 |
|---|---|---|
| 4 | 朝阳区 | *北京爱康国宾酒仙桥门诊部有限公司 |
| 5 | 朝阳区 | *北京爱康国宾丽都诊所 |
| 6 | 顺义区 | *北京爱康国宾顺平门诊部 |
| 7 | 海淀区 | *北京爱康国宾万之寿门诊部 |
| 8 | 西城区 | *北京爱康国宾西内门诊部 |
| 9 | 海淀区 | *北京爱康国宾西三旗门诊部有限公司 |
| 10 | 朝阳区 | *北京爱康国宾亚运村门诊部 |
| 11 | 海淀区 | *北京爱康国宾中关门诊部 |
| 12 | 丰台区 | *北京爱康国宾总部基地门诊部 |
| 13 | 朝阳区 | *北京爱康君安门诊部 |
| 14 | 朝阳区 | *北京爱康君安诊所 |
| 15 | 西城区 | *北京爱康卓悦阜外门诊部有限公司 |
| 16 | 昌平区 | *北京北大医疗康复医院 |
| 17 | 房山区 | *北京北亚骨科医院有限公司 |
| 18 | 朝阳区 | *北京庇利积臣门诊部 |
| 19 | 东城区 | *北京博惠门诊部 |
| 20 | 大兴区 | *北京博济门诊部 |
| 21 | 朝阳区 | *北京朝阳中西医结合急诊抢救医院 |
| 22 | 海淀区 | *北京诚志东升门诊部 |
| 23 | 海淀区 | *北京慈铭奥亚上地辉煌门诊部 |
| 24 | 西城区 | *北京慈铭奥亚西单门诊部 |
| 25 | 丰台区 | *北京慈铭丽泽门诊部 |
| 26 | 海淀区 | *北京大学第三医院 |
| 27 | 昌平区 | *北京大学国际医院 |
| 28 | 石景山区 | *北京大学首钢医院 |
| 29 | 海淀区 | *北京大学医院 |
| 30 | 丰台区 | *北京丰台医院 |
| 31 | 海淀区 | *北京光合佳年国际门诊部 |
| 32 | 海淀区 | *北京国际旅行卫生保健中心 |
| 33 | 延庆区 | *北京国康综合门诊部 |
| 34 | 平谷区 | *北京国康综合门诊有限责任公司健康体检中心 |
| 35 | 海淀区 | *北京瀚思维康中科门诊部 |
| 36 | 丰台区 | *北京航天总医院 |
| 37 | 东城区 | *北京航星机器制造有限公司北京东城航星医院 |
| 38 | 朝阳区 | *北京和睦家建国门诊所 |
| 39 | 朝阳区 | *北京和睦家医院 |
| 40 | 东城区 | *北京和睦家中西医结合医院 |
| 41 | 房山区 | *北京核工业医院 |
| 42 | 西城区 | *北京核工业医院（401 院区） |
| 43 | 丰台区 | *北京华生康复医院 |
| 44 | 朝阳区 | *北京华信医院（清华大学第一附属医院） |
| 45 | 西城区 | *北京华兆轩午门诊部有限公司 |
| 46 | 东城区 | *北京华兆益生门诊部有限公司 |
| 47 | 怀柔区 | *北京怀柔医院 |
| 48 | 朝阳区 | *北京惠兰医院 |

续表

| 序号 | 所在区 | 机构名称 |
|---|---|---|
| 49 | 昌平区 | *北京积水潭医院（回龙观院区） |
| 50 | 石景山区 | *北京佳景爱小心门诊部 |
| 51 | 朝阳区 | *北京佳龙诊所 |
| 52 | 朝阳区 | *北京迦华诊所 |
| 53 | 海淀区 | *北京嘉仁门诊部 |
| 54 | 海淀区 | *北京京北医院 |
| 55 | 门头沟区 | *北京京煤集团总医院 |
| 56 | 顺义区 | *北京京顺医院 |
| 57 | 通州区 | *北京京通医院 |
| 58 | 昌平区 | *北京九华医院 |
| 59 | 丰台区 | *北京九华医院投资管理有限公司开阳桥门诊部 |
| 60 | 怀柔区 | *北京康益德中西医结合肺科医院 |
| 61 | 东城区 | *北京乐健东外门诊部 |
| 62 | 昌平区 | *北京龙山中医医院 |
| 63 | 朝阳区 | *北京美年佳境门诊部 |
| 64 | 海淀区 | *北京美年绿生源门诊部 |
| 65 | 朝阳区 | *北京美年美灿门诊部 |
| 66 | 海淀区 | *北京美年美福门诊部有限公司 |
| 67 | 海淀区 | *北京美年美合门诊部 |
| 68 | 朝阳区 | *北京美年美佳门诊部 |
| 69 | 西城区 | *北京美年美康门诊部 |
| 70 | 朝阳区 | *北京美年门诊部 |
| 71 | 密云区 | *北京密云博众中医医院 |
| 72 | 密云区 | *北京密云世济医院 |
| 73 | 密云区 | *北京密云兴云中医医院 |
| 74 | 朝阳区 | *北京民族园诊所 |
| 75 | 昌平区 | *北京清华长庚医院 |
| 76 | 房山区 | *北京仁德医院 |
| 77 | 通州区 | *北京瑞福康医药有限公司慈航门诊部 |
| 78 | 朝阳区 | *北京善方医院 |
| 79 | 朝阳区 | *北京伸远泰和诊所 |
| 80 | 丰台区 | *北京圣慈靖佳综合门诊部 |
| 81 | 昌平区 | *北京市昌平区妇幼保健院 |
| 82 | 昌平区 | *北京市昌平区医院 |
| 83 | 昌平区 | *北京市昌平区中医医院 |
| 84 | 朝阳区 | *北京市朝阳区呼家楼第二社区卫生服务中心 |
| 85 | 朝阳区 | *北京市朝阳区六里屯社区卫生服务中心 |
| 86 | 朝阳区 | *北京市朝阳区双桥医院 |
| 87 | 朝阳区 | *北京市朝阳区中医医院 |
| 88 | 朝阳区 | *北京市垂杨柳医院 |
| 89 | 大兴区 | *北京市大兴区黄村镇社区卫生服务中心（北京市大兴区黄村医院） |
| 90 | 大兴区 | *北京市大兴区旧宫医院（北京市大兴区旧宫镇社区卫生服务中心） |
| 91 | 大兴区 | *北京市大兴区人民医院 |
| 92 | 大兴区 | *北京市大兴区西红门镇社区卫生服务中心（北京市大兴区西红门医院） |
| 93 | 大兴区 | *北京市大兴区亦庄镇社区卫生服务中心（北京市大兴区亦庄医院） |

| 序号 | 所在区 | 机构名称 |
|---|---|---|
| 94 | 大兴区 | *北京市大兴区瀛海镇社区卫生服务中心（北京市大兴区瀛海医院） |
| 95 | 大兴区 | *北京市大兴区中西医结合医院 |
| 96 | 西城区 | *北京市第二医院 |
| 97 | 东城区 | *北京市第六医院 |
| 98 | 朝阳区 | *北京市第一中西医结合医院 |
| 99 | 房山区 | *北京市房山区第一医院 |
| 100 | 房山区 | *北京市房山区良乡医院 |
| 101 | 丰台区 | *北京市丰台区中医医院 |
| 102 | 丰台区 | *北京市丰台中西医结合医院 |
| 103 | 海淀区 | *北京市海淀区民众安康门诊部 |
| 104 | 海淀区 | *北京市海淀医院 |
| 105 | 东城区 | *北京市和平里医院 |
| 106 | 怀柔区 | *北京市怀柔区妇幼保健院 |
| 107 | 怀柔区 | *北京市怀柔区中医医院 |
| 108 | 西城区 | *北京市回民医院 |
| 109 | 西城区 | *北京市健宫医院 |
| 110 | 东城区 | *北京市隆福医院（北京市东城区老年病医院） |
| 111 | 门头沟区 | *北京市门头沟区医院 |
| 112 | 密云区 | *北京市密云区妇幼保健院 |
| 113 | 密云区 | *北京市密云区医院 |
| 114 | 密云区 | *北京市密云区中医医院 |
| 115 | 平谷区 | *北京市平谷区妇幼保健院 |
| 116 | 平谷区 | *北京市平谷区医院 |
| 117 | 平谷区 | *北京市平谷区中医医院 |
| 118 | 东城区 | *北京市普仁医院 |
| 119 | 大兴区 | *北京市仁和医院 |
| 120 | 海淀区 | *北京市社会福利医院 |
| 121 | 顺义区 | *北京市顺义区妇幼保健院 |
| 122 | 顺义区 | *北京市顺义区医院 |
| 123 | 顺义区 | *北京市顺义区中医医院（北京中医医院顺义医院） |
| 124 | 丰台区 | *北京市体检中心丰台体检部 |
| 125 | 海淀区 | *北京市体检中心航天桥门诊部 |
| 126 | 朝阳区 | *北京市体检中心马甸分部 |
| 127 | 通州区 | *北京市通州区妇幼保健院 |
| 128 | 通州区 | *北京市通州区马驹桥镇马驹桥社区卫生服务中心（北京市通州区第二医院） |
| 129 | 通州区 | *北京市通州区新华医院 |
| 130 | 通州区 | *北京市通州区中西医结合医院 |
| 131 | 通州区 | *北京市通州区中医医院 |
| 132 | 西城区 | *北京市西城区广外医院（北京市西城区广外老年医院） |
| 133 | 西城区 | *北京市宣武中医医院 |
| 134 | 延庆区 | *北京市延庆区医院（北京大学第三医院延庆医院） |
| 135 | 海淀区 | *北京市中关村医院（中国科学院中关村医院） |
| 136 | 大兴区 | *北京首都国际机场医院 |
| 137 | 石景山区 | *北京首特泰康医院 |
| 138 | 海淀区 | *北京水利医院 |

续表

| 序号 | 所在区 | 机构名称 |
|------|--------|----------|
| 139 | 海淀区 | *北京四季青医院 |
| 140 | 通州区 | *北京松乔次渠综合门诊部 |
| 141 | 东城区 | *北京松乔门诊部 |
| 142 | 昌平区 | *北京泰康燕园康复医院 |
| 143 | 西城区 | *北京天健阳光健康科技有限公司安华桥门诊部 |
| 144 | 海淀区 | *北京铁路局中心卫生防疫站会城门门诊部 |
| 145 | 朝阳区 | *北京万和颈椎病医院 |
| 146 | 昌平区 | *北京王府中西医结合医院 |
| 147 | 西城区 | *北京微医全科诊所 |
| 148 | 朝阳区 | *北京维特奥医院 |
| 149 | 西城区 | *北京卫生技术发展服务中心门诊部 |
| 150 | 丰台区 | *北京新华卓越康复医院 |
| 151 | 西城区 | *北京星宜诊所 |
| 152 | 延庆区 | *北京延庆儒林医院 |
| 153 | 房山区 | *北京燕化医院 |
| 154 | 东城区 | *北京耀东门诊部 |
| 155 | 海淀区 | *北京怡健殿方圆门诊部 |
| 156 | 朝阳区 | *北京怡健殿望京诊所 |
| 157 | 西城区 | *北京怡健殿诊所 |
| 158 | 大兴区 | *北京亦城门诊部有限公司 |
| 159 | 西城区 | *北京银建门诊部有限公司 |
| 160 | 朝阳区 | *北京优联美汇门诊部 |
| 161 | 海淀区 | *北京裕和中西医结合康复医院 |
| 162 | 海淀区 | *北京中西医结合医院 |
| 163 | 东城区 | *北京中医药大学东直门医院 |
| 164 | 西城区 | *慈铭健康管理集团股份有限公司北京西直门门诊部 |
| 165 | 朝阳区 | *慈铭健康体检管理集团北京慈铭慈云寺门诊部 |
| 166 | 海淀区 | *慈铭健康体检管理集团北京慈铭上地门诊部 |
| 167 | 海淀区 | *慈铭健康体检管理集团北京慈铭学院路门诊部 |
| 168 | 海淀区 | *慈铭健康体检管理集团北京慈铭知春路门诊部 |
| 169 | 朝阳区 | *慈铭健康体检管理集团股份有限公司北京亮马桥医院 |
| 170 | 朝阳区 | *慈铭健康体检管理集团有限公司北京大北窑门诊部 |
| 171 | 海淀区 | *慈铭健康体检管理集团有限公司北京公主坟门诊部 |
| 172 | 西城区 | *慈铭健康体检管理集团有限公司北京广安门门诊部 |
| 173 | 朝阳区 | *慈铭健康体检管理集团有限公司北京潘家园门诊部 |
| 174 | 海淀区 | *慈铭健康体检管理集团有限公司北京世纪城门诊部 |
| 175 | 朝阳区 | *慈铭健康体检管理集团有限公司北京望京门诊部 |
| 176 | 朝阳区 | *慈铭健康体检管理集团有限公司北京亚运村门诊部 |
| 177 | 丰台区 | *慈铭健康体检管理集团有限公司北京洋桥门诊部 |
| 178 | 东城区 | *慈铭健康体检管理集团有限公司北京雍和宫门诊部 |
| 179 | 丰台区 | *国家电网公司北京电力医院 |
| 180 | 朝阳区 | *航空总医院 |
| 181 | 朝阳区 | *民航总医院 |
| 182 | 海淀区 | *清华大学医院 |
| 183 | 石景山区 | *清华大学玉泉医院（清华大学中西医结合医院） |

| 序号 | 所在区 | 机构名称 |
|---|---|---|
| 184 | 朝阳区 | *首都医科大学附属北京朝阳医院（东院区） |
| 185 | 通州区 | *首都医科大学附属北京潞河医院 |
| 186 | 海淀区 | *首都医科大学附属北京世纪坛医院（北京铁路总医院） |
| 187 | 丰台区 | *首都医科大学附属北京天坛医院 |
| 188 | 东城区 | *首都医科大学附属北京同仁医院（东院区） |
| 189 | 大兴区 | *首都医科大学附属北京同仁医院（南院区） |
| 190 | 西城区 | *首都医科大学附属北京友谊医院（干部保健体检部） |
| 191 | 西城区 | *首都医科大学附属北京友谊医院（门诊体检部） |
| 192 | 西城区 | *首都医科大学宣武医院 |
| 193 | 石景山区 | *首钢集团有限公司矿山医院 |
| 194 | 朝阳区 | *应急总医院（煤炭总医院） |
| 195 | 丰台区 | *中国航天科工集团七三一医院 |
| 196 | 通州区 | *中国建筑第二工程局职工医院通州门诊部 |
| 197 | 海淀区 | *中国气象局医院（北下关街道中国气象局社区卫生服务站） |
| 198 | 海淀区 | *中国人民大学社区卫生服务中心（中国人民大学医院） |
| 199 | 海淀区 | *中国铁道建筑总公司北京铁建医院（海淀区万寿路街道中铁建社区卫生服务站） |
| 200 | 西城区 | *中国医学科学院阜外医院 |
| 201 | 大兴区 | *中国中医科学院广安门医院南区 |
| 202 | 海淀区 | *中国中医科学院西苑医院 |
| 203 | 朝阳区 | *中日友好医院 |
| 204 | 西城区 | △北京爱康国宾门诊部有限公司 |
| 205 | 朝阳区 | △北京爱康国宾阳光京朝门诊部 |
| 206 | 海淀区 | △北京爱康国宾阳光京春门诊部 |
| 207 | 西城区 | △北京爱康卓悦京西门诊部 |
| 208 | 西城区 | △北京北海医院 |
| 209 | 海淀区 | △北京北旺美康门诊部 |
| 210 | 昌平区 | △北京昌平政和中医医院 |
| 211 | 丰台区 | △北京潮鹏方庄门诊部 |
| 212 | 海淀区 | △北京潮鹏清河门诊部 |
| 213 | 大兴区 | △北京潮鹏兴康健康体检中心有限公司 |
| 214 | 海淀区 | △北京诚志门诊部 |
| 215 | 朝阳区 | △北京二十一世纪医院有限公司 |
| 216 | 顺义区 | △北京方舟医院 |
| 217 | 丰台区 | △北京丰台金都满泰门诊部 |
| 218 | 丰台区 | △北京丰台银龄中医医院 |
| 219 | 海淀区 | △北京国际旅行卫生保健中心海淀门诊部 |
| 220 | 丰台区 | △北京国济中医医院 |
| 221 | 海淀区 | △北京汉琨中医医院 |
| 222 | 西城区 | △北京和睦家复兴门诊所 |
| 223 | 昌平区 | △北京侯丽萍风湿病中医医院 |
| 224 | 石景山区 | △北京京诚门诊部 |
| 225 | 朝阳区 | △北京精诚博爱康复医院 |
| 226 | 朝阳区 | △北京九华医院投资管理有限公司华商门诊部 |
| 227 | 顺义区 | △北京康圣德门诊部 |
| 228 | 海淀区 | △北京老年医院 |

续表

| 序号 | 所在区 | 机构名称 |
|---|---|---|
| 229 | 朝阳区 | △北京玛丽妇婴医院 |
| 230 | 西城区 | △北京美年门诊部有限责任公司美欣门诊部 |
| 231 | 东城区 | △北京美年中医医院 |
| 232 | 朝阳区 | △北京民众体检门诊部 |
| 233 | 朝阳区 | △北京帕森诊所 |
| 234 | 海淀区 | △北京千福门诊部 |
| 235 | 朝阳区 | △北京瑞慈瑞泰综合门诊部有限公司 |
| 236 | 海淀区 | △北京上地信息路医院 |
| 237 | 昌平区 | △北京市昌平区南口医院（北京市昌平区南口中西医结合医院） |
| 238 | 昌平区 | △北京市昌平区天通苑中医医院 |
| 239 | 昌平区 | △北京市昌平区中西医结合医院 |
| 240 | 大兴区 | △北京市大兴区青云店镇中心卫生院 |
| 241 | 房山区 | △北京市房山区妇幼保健院 |
| 242 | 房山区 | △北京市房山区中医医院（北京中医药大学房山医院） |
| 243 | 西城区 | △北京市肛肠医院 |
| 244 | 海淀区 | △北京市海淀区四季青镇北坞嘉园社区卫生服务站 |
| 245 | 海淀区 | △北京市海淀区温泉镇社区卫生服务中心 |
| 246 | 西城区 | △北京市监狱管理局清河分局医院 |
| 247 | 西城区 | △北京市监狱管理局中心医院 |
| 248 | 海淀区 | △北京市上地医院 |
| 249 | 顺义区 | △北京市顺义区空港医院 |
| 250 | 西城区 | △北京市西城区展览路医院 |
| 251 | 延庆区 | △北京市延庆区妇幼保健院 |
| 252 | 海淀区 | △北京市羊坊店医院 |
| 253 | 朝阳区 | △北京市预防医学科学院职业病门诊部 |
| 254 | 东城区 | △北京泰禾健康咨询有限公司祈年大街综合门诊部 |
| 255 | 朝阳区 | △北京五洲妇儿医院 |
| 256 | 昌平区 | △北京小汤山医院 |
| 257 | 海淀区 | △北京怡德医院 |
| 258 | 丰台区 | △北京银建方庄门诊部 |
| 259 | 石景山区 | △北京御同堂门诊部 |
| 260 | 海淀区 | △北京泽康定慧门诊部 |
| 261 | 朝阳区 | △北京至微金诺医院 |
| 262 | 海淀区 | △北京中康时代康复医院 |
| 263 | 延庆区 | △北京中医医院延庆医院（北京市延庆区中医医院） |
| 264 | 海淀区 | △兵器工业北京北方医院 |
| 265 | 朝阳区 | △慈铭健康体检管理集团有限公司北京奥亚医院 |
| 266 | 门头沟区 | △国家卫生健康委职业安全卫生研究中心石龙医院 |
| 267 | 海淀区 | △航天中心医院 |
| 268 | 西城区 | △首都医科大学附属北京友谊医院（干部保健体检部） |
| 269 | 西城区 | △中国石油天然气集团公司机关服务中心门诊部 |
| 270 | 朝阳区 | △中国中医科学院望京医院 |
| 271 | 东城区 | 中国医学科学院北京协和医院（东院区） |
| 272 | 西城区 | 中国医学科学院北京协和医院（西院区） |
| 273 | 东城区 | 北京医院 |

续表

| 序号 | 所在区 | 机构名称 |
|---|---|---|
| 274 | 西城区 | 北京大学第一医院 |
| 275 | 西城区 | 北京大学人民医院 |
| 276 | 朝阳区 | 首都医科大学附属北京安贞医院 |
| 277 | 东城区 | 首都医科大学附属北京中医医院 |
| 278 | 西城区 | 首都医科大学附属复兴医院 |
| 279 | 石景山区 | 首都医科大学附属北京康复医院（北京工人疗养院） |
| 280 | 石景山区 | 北京市石景山医院 |
| 281 | 海淀区 | 北京市化工职业病防治院（北京市职业病防治研究院） |
| 282 | 东城区 | 北京美兆健康体检中心有限公司 |
| 283 | 海淀区 | 北京润美门诊部 |
| 284 | 丰台区 | 北京时珍堂中西医结合医院 |

注：附录中标有*的医疗机构为上报了体检数据的医疗机构，标有△的医疗机构为 2022 年停业的医疗机构。